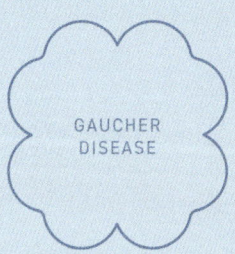

GAUCHER
DISEASE

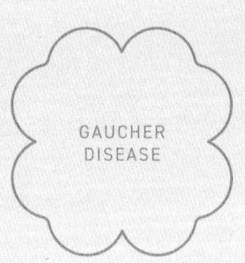

GAUCHER DISEASE

고셔병

이 책은 KMI 한국의학연구소의 제작 지원을 받아 출간되었습니다.

고셔병

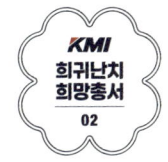

유한욱 지음

고셔병은
치료제가 있는
희귀질환입니다

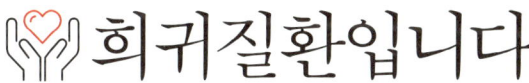

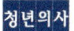

프롤로그

고셔병은 치료제가 있는 희귀질환입니다

고셔병은 희귀질환에 속합니다. 희귀질환은 말 그대로 '드물다'는 의미일 것입니다. 영어로는 'Orphan disease'라고 합니다. 'Orphan'이라는 단어는 영어사전에서 단순히 '부모를 잃은 고아'를 의미하는데, 본래는 그리스어 'Orphanos'에서 유래했으며 이는 '부모가 없는 아이' 또는 '아이가 없는 부모'를 뜻하는 말이었습니다. 시간이 흐르면서 이 단어는 여러 은유적인 의미로 사용되어 왔습니다. 예를 들면 가난, 자유를 박탈당한 작업장의 노예, 양념이 되지 않은 음식, 더 이상 생산되지 않는 차종(車種) 등입니다. 즉, 'Orphan disease'는 단순히 드물다는 의미도 있지만, 무시되고 소외된 'neglected disease'를 뜻하기도 합니다.

희귀질환은 최종 진단을 받기까지 평균 5년 이상의 시간이 소요된다고 합니다. 진단을 위해 여러 병원을 방문하고 의료진을 만나야 하는 지난한 여정인 셈입니다. 이에 대해 의료진은 'Diagnostic Odyssey'[1]라는 다소 낭만적인 표현을 하기도 하지만, 환자의 입장에서는 결코 낭만적이지 않을 겁니다. 환자와 그 가족은 이 과정에서 사회적·경제적으로 큰 부담을 겪으며 고통을 받게 되고, 때로는 이러한 질환이 가계 내에서 반복되기도 합니다. 이는 희귀질환의 배경에 유전적 원인이 자리하고 있기 때문인데, 보고에 따라 그 비율이 적게는 30%에서 많게는 80%까지 다양합니다.

진단이 늦어지는 이유는, 일반적인 의료진이 평생 한 번도 접하기 어려울 만큼 매우 드문 질환이기 때문입니다. 현대의학은 매우 전문화되어 있고 환자 또한 세분화

---

[1] 진단 방랑: 희귀질병을 가진 환자가 진단을 받고자 오랫동안 여러 곳의 병원을 돌아다니는 것.

되어 진료가 이루어지는 경향이 있어서, 자신의 전문 분야가 아닌 질환에 대해서는 무관심할 수 있습니다. 그러나 최근에는 유전학적 진단 기법들이 개발되면서 진단 속도가 빨라지는 추세입니다. 이는 매우 반가운 일이 아닐 수 없습니다. 천신만고 끝에 진단된다고 해도 치료는 또 다른 문제인데, 다행히 고셔병은 치료제가 있는 희귀질환입니다.

고셔병은 이미 1800년대 후반에 임상적·병리학적 소견이 잘 정립되었으나, 1960년대에 들어서야 특정 효소(글루코세레브로시다제)의 결핍으로 여러 전구물질이 축적되어 병이 발생한다는 사실이 밝혀졌습니다. 이 질환은 임상적으로 세 가지 형태로 구분됩니다. 1형은 신경 증상은 없고 주로 뼈, 간, 비장 등에 전구물질이 축적되어 골절, 출혈경향, 빈혈, 종양 발생 위험도가 증가하는 양상을 보입니다. 2형과 3형은 경련, 신경학적 퇴행 등 신경 증상이 급성 또는 만성적으로 나타나며, 1형에서 보이는 신체 증상도 함께 동반됩니다.

브래디 박사가 처음으로 환자에게 결핍된 효소를 주입했는데, 이 당시는 유전자 재조합술로 만든 것이 아니라 산모의 태반에서 추출한 효소를 농축하여 사용했습니다. 임상시험이 끝난 뒤 이 제품은 상용화되어 1990년 초반까지 사용되었습니다. 이후 1994년부터는 유전자 재조합술로 만들어진 약제가 상용화되었으며, 이는 재조합된 유전자를 중국 햄스터 난소에서 추출한 세포주에서 발현시켜 생산한 것으로, 지난 30년간 사용해 오고 있습니다.

30년 전, 보스턴에 위치한 이 회사의 공장을 처음 방문했을 때의 충격은 아직도 생생합니다. 건물이 대부분 유리로 되어 있어, 마치 미술관의 건축물같이 느껴질 정도로 아름다웠습니다. 사람은 거의 보이지 않았고, 모든 바이오탱크와 약제 생산 과정이 컴퓨터로 제어되고 있었습니다. 이 공장을 유치하기 위해 보스턴시가 강물의 흐름까지 일부 변경했다는 이야기도 들었습니다. 물론 지난 30년간 여러 회사(국내 기업 포함)에서도 약제를 개발하여 시장에서 경쟁하고 있습니다.

제가 고셔병과 이 약의 개발 과정을 비교적 자세히 진술하는 이유는(회사명은 명시하지 않음), 고셔병이 국내에서 희귀질환에 대한 일반인과 의료진의 인식(awareness) 그리고 희귀약품에 관한 치료 접근성 문제에 큰 반향을 일으킨 매우 원형적인 질환(prototype disease)이기 때문입니다. 아주대학교 의과대학에서 정년퇴임하신 후, 현재 한국희 귀질환연맹 이사장으로 계신 김현주 교수님과 제가 함께 환우회를 결성하였고, 모 방송국의 장기적인 도움으로 기금 모금(fund raise)을 하여 환자들에게 실질적인 도움을 줄 수 있었습니다.

제가 1995년에 처음으로 효소대체요법 치료를 시작했을 당시 두 살이었던 아이는 이제 30대가 되었습니다. 보호자는 이 아이의 치료를 위해 매년 아파트 한 채 값에 해당하는 약값을 부담해야 했습니다. 치료 효과가 눈에 띄게 좋아 치료를 중단하기도 어려운 상황이었습니다. 우여곡절 끝에 1998년에 이르러서야 의료비 지원사업을 통해 도움을 받을 수 있었고, 2009년이 되어서야 '희귀질환 산정특례제도'가 도입되어 모든 환자들이 경제적 부담 없이 치료를 받을 수 있게 되었습니다.

지난 30년간 고셔병의 치료는 놀라울 만큼 발전해 왔습니다. 그러나 아직도 효소대체요법에는 미충족 수요(Unmet need)가 많습니다. 효소는 분자량이 커서 중추신경계를 투과하지 못하기 때문에, 효소대체요법은 신경 증상

개선에는 효과가 없습니다. 이에 따라 경구 투여가 가능한 여러 화학적 합성물들이 사용되거나 임상시험 중에 있습니다.

의사인 저는 고셔병 환자의 긴 여정을 함께하면서 오히려 환자에게서 많은 것을 배웠습니다. 부모님들의 정신적·경제적 헌신, 환자의 투병 의지 그리고 사회적 여건의 개선이 함께 이루어져야 성공적인 관리가 가능하다는 것을 절감했습니다. 또한 이러한 경험은 의료진에게는 새로운 진단법과 생물학적 지표(Biomarker)의 발견, 치료법 및 새로운 약제 개발에 대한 강력한 동기를 부여해 주었습니다. 실제로 이러한 방향으로 많은 성과가 이루어졌습니다. 의료진을 교육하여 희귀질환에 대한 인지도를 높이고, 환자를 발견하고 치료하는 일종의 알고리즘을 다른 희귀질환에도 적용할 수 있었습니다.

환자분들과 그 가족분들께는 늘 감사한 마음을 가지고 있습니다. 그러나 아직도 신경병형 고셔병 환자들에게는 치료 측면에서 많은 미충족 수요가 존재합니다. 장기간의 치료를 통해 전통적으로 알려진 고셔병의 임상 경과가 바뀐다든지, 과거에는 조기 사망으로 인해 임상에서 경험할 수 없었던 새로운 합병증이 나타나기도 합니다. 또한 종양과의 연관성, 보인자에게서 조기 파킨슨병 위험이 증가하는 등의 새로운 의학적 사실들도 밝혀지고 있습니다.

고셔병은 매우 희귀한 질환이지만, 이 질환에 대한 연구는 비교적 흔한 종양이나 파킨슨병의 발병 기전에 대해 의학적 통찰을 제공하고 있습니다. 환자의 입장과 사회적 측면에서 보면 희귀질환과 희귀약품에 대한 일반 대중의 인식이 높아졌고, 고가의 희귀약품에 대한 환자들의 접근성을 제도적으로 보장할 수 있게 되었습니다. 그 결과, 마침내 2016에는 「희귀질환관리법」이 제정되기에 이르렀습니다.

이 책은 고셔병이라는 낯설고 어려운 질환 앞에서 길을 찾고자 하는 환우들과 가족분들 그리고 이들을 곁에서 지켜보는 모든 이들에게 작은 등불이 되었으면 하는 바람으로 쓰였습니다. 어렵고 낯선 의학적 정보도 최대한 쉽게 풀어내고자 했고, 희망과 위로가 함께 담기기를 소망했습니다. 이제 긴 여정의 앞에 선 여러분께, 이 책이 하나의 지도가 되어주기를 바랍니다. 지금부터 함께 차근차근 걸어가 보겠습니다.

GAUCHER DISEASE

목차

프롤로그 고서병은 치료제가 있는 희귀질환입니다 • **004**

PART 1 고서병 이해하기 • **015**

환자와 그 가족이 겪는 일반적인 질병 경로 • **017**

기억에 남는 환자 • **023**

고서병의 역사 • **034**

PART 2 **고셔병 치료하기** • 049

고셔병의 진단	• 051
고셔병의 생물학적 지표(바이오마커)	• 058
고셔병의 치료 및 관리	• 061
진단 이후 맞닥뜨리는 다양한 일들	• 066
기억에 남는 환자	• 073
고셔병 치료법, 실제 적용과 고려할 점들	• 076

PART 3 **고셔병 함께하기** • 091

환자와 가족이 흔히 하는 질문	• 093
기억에 남는 환자	• 112
현재 연구 중인 새로운 치료법	• 116

에필로그 고셔병 환자와 가족에게 전하는 희망의 메시지 • 124

PART
1

고셔병 이해하기

환자와 그 가족이 겪는
일반적인 질병 경로

: 진단에 이르기까지 맞닥뜨리는 다양한 일

1. 진단을 받기까지 많은 시간이 걸린다(긴 진단 여정)

고셔병은 증상이 매우 다양하여 유사한 여러 질환과의 감별이 필요하다. 고셔병 등록사업 보고에 따르면, 실제로 증상이 처음 나타난 시점부터 진단을 받기까지 13년 정도 걸렸다고 한다. 진단 연령 역시 신생아부터 60세 이상의 성인에 이르기까지 매우 다양하다.

(1) 신생아 진단

때로는 신생아실에서 고셔병이 진단되는 경우도 있다. 이 경우 신생아의 전신 피부가 마치 화상을 입은 듯 벗겨져 있어, '콜로디온 베이비(Collodian baby)'라고 부른다. 또한 태아기부터 심한 빈혈로 인해 이미 심부전에 이른 경우에는 '태아수종(Hydrops fetalis)'이라는 진단명이 내려지기도 한다.

(2) 출생 후 수개월 이내 진단

출생 후 수개월 이내에 증상이 나타나는 경우가 있으며, 대부분은 2형 고셔병 환자에 해당한다. 목을 뒤로 젖히고 몸 전체가 활처럼 휜다. 정상적인 발달이 이루어지지 않아 뒤집기를 하지 못하고, 수유 시 삼킴이 원활하지 않아 먹이기가 어렵다. 눈에는 사시가 있어 시선 맞춤이 잘되지 않는다. 결국 정확한 진단이 되지 않은 채 흡입성 폐렴으로 2세 미만에 사망한다. 정확한 진단이 이루어지지 않으면, 다음 임신에서의 재발률도 25%에 이른다. 한국인은 이러한 치명적인 2형 고셔병이 상대적으로 흔한 편이다. 효소대체요법은 신경 증상을 완화시키는 데 크게 도움이 되지는 않는다. 과거에는 고용량으로 효소대체요법을 시험적으로 시행해 본 적도 있었으나, 국내에서는 보험급여 적용을 전혀 받을 수 없다. 일본에서는 고셔병의 유형에 관계없이 모두 보험급여가 적용된다고 한다.

(3) 소아기 진단

소아기에는 간과 비장이 커지고 체중이 늘지 않아 복부팽만으로 인해 진단되는 경우가 흔하다. 처음에는 혹시 암이 있는 것은 아닌지 걱정할 정도이며, 특히 백혈병과 같은 혈액암을 의심하여 골수 검사까지 진행하는 경우가 많다.

(4) 성인기 진단

성인기에는 림프종, 간암 등과 함께 고셔병이 발견되는 경우도 있다. 여자 환자의 경우 담석증이 잘 발생하기도 한다. 고셔병은 암 질환의 고위험군에 해당한다. 그러나 대부분은 뼈가 쑤시듯 아프고, 골다공증이 심하며, 쉽게 골절되어 정형외과를 방문하게 되는데, 고관절 괴사 등으로 인해 인공관절을 하고도 진단되지 않는 경우가 있다. 한국인은 신경병형 고셔병이 약 50%를 차지한다. 갑자기 경련을 일으키고 점차 인지 능력이 감소하기도 한다. 경련은 항경련제에 잘 반응하지 않는 경우가 많다. 인지 능력의 저하는 급격하게 진행되는 경우와, 서서히 만성화되거나 일정 수준에서 안정되는 경우로 나뉜다.

2. 조기 진단을 위한 노력

2024년부터 국내에서는 고셔병을 포함한 6종의 리소좀 축적 질환의 신생아 선별 검사를 시행하고 있다. 기존의 탠덤매스 방법을 기반으로 30여 종의 유전성 대사질환 스크리닝 항목에 추가하여 시행하는 것이다. 신생아의 발뒤꿈치에서 채혈한 혈액을 여과지에 묻혀 검사한다.

명심해야 할 점은, 이 검사는 진단 검사가 아니라 선별(screening) 검사라는 것이다. 양성으로 나올 경우 재검사를 하고, 때로는 확진을 위해 정밀한 효소 분석과 유전자 검사까지 시행해야 하는 경우도 있다. 대부분의 경우 확진은 어렵지 않지만, 어떤 경우에는 효소 수치가 많이 떨어져 있지 않고 유전자 변이의 임상적 의의도 불분명한 경우가 있다. 이러한 경우에는 간과 비장의 크기, 헤모글로빈, 혈소판 수치 등을 정기적으로 진찰하고 검사하면서 환자를 지켜볼 수밖에 없다.

여러 생물학적 지표가 상승하는지도 검사하는데, 국내

에서 검사가 어려운 경우도 있다. 비교적 정확한 것이 글루코실스핑고신((glucosylsphingosine; Lyso-Gb1)[2]이라는 생물학적 지표다.

> **리소좀 축적 질환(Lysosomal Storage Disease, LSD)**
>
> 리소좀이란 우리 몸을 구성하는 수많은 세포 안에 존재하는 매우 작은(직경 50~500나노미터) 기관이다. 이 세포 소체 안에는 70여 개의 효소와 수송체 등이 존재하며, 특징적으로 약산성의 pH를 지닌다. 이곳의 주요한 기능 중 하나가 쓰레기 처리장 같은 역할로 지질, 단백질, 탄수화물, DNA 등의 거대 분자들을 처리하여 축적되지 않도록 한다. 또한 망가진 세포막을 수리하고, 세균과 바이러스 등을 처리하며, 자가탐식(autophage) 기능, 신호전달, 세포 내 여러 소체와의 연결, 세포자가사멸(apoptosis), 다양한 대사 과정에 관여하는 등 매우 중요한 역할을 한다.
>
> 1955년 벨기에의 생화학자 크리스티앙 드 뒤브(Christian de Duve)에 의해 리소좀의 존재와 기능의 일부가 처음으로 규명

---

[2] 고셔병의 바이오마커로, 질병의 활성도를 파악할 수 있는 지표.

되었다. 이 업적으로 그는 1974년 노벨 생리의학상을 수상하게 된다. '리소좀(lysosome)'이란 단어의 어원 역시 소화 기능에서 근거한 것이다.

유전적인 장애에 의해 발생하는 유전성 대사질환의 5~10%가 리소좀 축적 질환에 해당하며, 현재 약 70종이 알려져 있다. 불행히도 이들 중 거의 반에 이르는 약 30종은 중추신경계를 침범하여 치료를 어렵게 만든다. 전체적으로는 출생 신생아 5,000명당 1명꼴로 발생하므로, 매우 드문 질환이라고만 보기는 어렵다.

본 책자에서는 리소좀 축적 질환의 대표적 사례인 고셔병과 파브리병을 중심으로 역사, 역학, 발병기전, 임상 증상, 진단 및 치료, 예후, 새로운 치료 방법의 전망 그리고 환자들의 경험에 대해 다루고자 한다.

기억에 남는 환자

내가 처음 만나 치료를 시작한 고셔병 환자가 기억에 남는다. 1994년에 젊은 부부가 배만 불룩 나오고 팔다리는 가느다란, 돌도 채 되지 않은 여자 아기를 안고 외래 진료실로 내원하였다. 병력을 물어보니 둘째 아이로 정상 분만했지만 아이가 잘 성장하지 않고 배가 늘 불러 있었다고 했다. 그래도 발달은 정상이어서 생후 6개월쯤에는 뒤집을 수 있었고, 이제는 붙잡고 서서 몇 발자국을 걸을 수 있다고 했다.

자세히 진찰해 보니 간이 상당히 커져서 배꼽 아래까지 만져졌고, 복부 왼쪽에 위치한 비장도 정상적으로는 만져지지 않아야 하지만 이 아이는 좌측 하복부까지 길게 만져졌다. 피부에는 여기저기 멍든 자국도 있었다. 부모님은 아이가 조금만 부딪혀도 멍이 잘 든다며, 주사를 맞은 후에도 지혈이 잘 안되는 것 같다고 했다.

이렇게 간과 비장이 큰 경우에는 의사들은 감별해야 할 매우 많은 질환들이 머릿속을 스친다. 최악의 상황부터 고려하게 되는데, 혹시 혈액암이나 다른 악성 종양 등을 의심한다. 황달이 없으므로 선천적인 담도폐쇄증이나 심한 간염에 의한 간경화증의 가능성은 낮다고 판단되었다.

우선 일반 혈액 검사를 시행하였다. 이것은 헤모글로빈, 백혈구 수, 혈소판 수를 확인하는 검사다. 그리고 일반 생화학 검사도 시행하였다. 이 검사로는 간 기능, 신장 기능, 영양 상태 등을 전반적으로 확인할 수 있다. 다행히 일반적인 생화학 검사 결과는 정상이었지만, 일반 혈액 검사에서는 심한 빈혈과 백혈구와 혈소판 수가 많이 감소되어 있었다. 이런 경우에는 혈액을 만들어 내는 골수의 상태를 확인해 볼 필요가 있다. 즉, 골수 검사를 해야 한다. 골수 검사는 침습적인 시술로, 엉덩이뼈에 굵은 주사침을 삽입해 골수를 흡입하여 검사하는 방식이다. 대개는 국소마취로 가능하며, 시술 후 통증이 2~3일 정도 지속될 수 있다.

골수 검사 판독은 대개 진단검사의학과에서 담당한다. 곧 전화가 걸려 왔다. 교과서에서만 보던 이상한 세포가 골수 검사에서 관찰되었는데, 큰 대식세포(Macrophage)[3] 안의 세포질이 마치 종이를 구겼다가 펼친 것처럼 '주름져 보여서(wrinkled paper like)' 고셔세포(Gaucher cell)[4]가 의심된다는 내용이었다. 이런 경우에는 지질성 물질이 축적되어 있어, 특수염색을 시행해 볼 것이라고 했다.

최종 진단은 고셔병으로 내려졌지만, 확진을 하려면 베타-글루코시다제(글루코세레브로시다제)라는 효소를 분석하고 유전자도 분석하여 돌연변를 확인해야 한다. 그러나 당시 국내에는 효소 분석과 유전자 분석을 할 수 있는 검사실이 없었다. 결국 내가 연수를 받았던 미국 뉴욕의 마운트시나이 의과대학의 고셔병 전문가인 Dr. Grabowski 교수에게 냉장 상태로 혈액을 보냈다. 혈액은 냉장 상태

---

[3] 대식세포는 선천 면역을 담당하는 주요한 세포로, 고셔병 환자는 글루코세레브로사이드가 분해되지 않으면 이것이 리소좀 내에 저장되고, 이에 따라 대식세포가 비대해져서 정상적으로 기능하지 못한다.
[4] 고셔세포는 주로 비장, 간장, 골수에 축적되는데, 비장에 축적되어 나타나는 질환이 고셔병이다.

로 24시간 내 검사실에 도착해야 했는데, 이것이 여간 어려운 일이 아니었다. 드라이아이스를 넣고, 배달 업체를 선정하고, 세관 통관 서류를 작성하는 등의 절차를 거쳐야 했다.

최종적인 진단은 고셔병으로 내려졌고, 유전자 분석도 이루어졌다. 유전자형과 임상 증상형이 항상 일정하게 연관되는 것은 아니지만, 이 환자는 소위 신경병형 고셔병 유전자 돌연변이를 동일하게 두 개 가지고 있었다. 동형 접합자인 것이다. 그러나 진찰 소견상 신경 증상은 전혀 없었다.

치료가 문제였다. 빈혈 치료를 위해 적혈구를 수혈하고 혈소판 감소로 인한 출혈을 예방하기 위해 혈소판을 수혈하지만, 이는 마치 밑 빠진 독에 물 붓기와 같았다. 1991년에는 사람 태반에서 추출한 효소인 '세리다제(Ceredase)'라는 효소가 미국 FDA의 승인을 받았고, 1994년에는 유전자 재조합술로 실험실에서 만들어진 '세레자임(Cerezyme)'이라는 효소가 승인을 받았다. 그러나 당시 국내에서는 고셔병이라는 질환 자체에 대한 인식조차 거의 없었을뿐더러, 치료제에 대한 수입이나 정보도 전무했다. 다행히 미국에서 공부할 때 내가 근무하던 병원에서 임상시험을 하였고, 그 결과는 이미 논문으로 발표되기 시작했다. 그러나 너무 고가의 희귀약품으로, 성인 기준 1년 치료비가 약 35만 달러에 달했다. 부모님께서는 돈이 얼마가 들든 상관없으니 치료만 할 수 있게 해달라고 간절히 부탁하셨다.

미국 보스턴에 있는 "젠자임(Genzyme)"이라는 회사에 전화를 걸어 약제 구매를 신청했으나 여러 가지 서류 작업에 시간이 걸렸고, 국내 세관에서의 관세 부가도 큰 문제였다. 여러 난관 끝에 세리다제를 2주마다 정맥으로 투여할 수 있게 되었다. 투여 후 6개월이 지나 혈액 수치를 검사해 보니, 더 이상 잦은 수혈이 필요하지 않을 정도로 회복되었다. 복부 CT와 초음파로 측정한 간과 비장의 크기도 거의 절반으로 줄어, 불룩하던 배가 눈에 띄게 들어가 보였다. 하지만 약값이 너무 비싸서 용량을 줄이자(처음 개시 용량은 '60단위/몸무게 kg/2주[5]'), 검사 결과들이 다시

---

[5] '단위(Unit)'는 투여되는 효소의 활성량을 의미하며, 이 환자는 체중(kg)당 최소 60단위를 2주마다 정맥 주사하는 방식으로 투여했다.

악화되었다. 그래도 식사량이 늘면서 체중도 증가했고, 키도 자라기 시작하여 성장 곡선이 서서히 회복되었다.

사실 고셔병은 소모성 질환이기 때문에 치료하지 않으면 심한 체중 감소와 면역 기능 저하로 인해 감염이나 출혈 등으로 사망에 이른다. 효소 치료제가 개발되기 전에는 임시방편으로 지나치게 커진 비장을 제거하여 출혈 등에 의한 사고를 예방하고자 하였으나, 비장절제는 오히려 뼈 손상을 가속화시키고 면역 기능을 떨어뜨려 더 이상 시행하지 않는 치료 방법이다. 예외적으로 너무 커진 비장이 외부 충격 등의 사고로 파열되었다면 어쩔 수 없이 절제해야 한다. 과거 국내에 보고된 대부분의 환자는 비장절제술을 받았다. 그러나 이 환자는 다행히 국내에서 처음으로 비장절제술 없이 효소대체요법을 받은 첫 번째 환자가 되었다.

문제는 치료 비용이었다 환자 부모님이 매달 미국으로 송금을 하고, 약을 항공으로 수송 받는 일이 거의 4년간 계속되었다. 환자의 부모님은 4년간의 약값이 거의 아파트 한 채 값에 해당한다고 말했다. 이후 미국의 "젠자임" 본사의 관계자가 방문하여, 이처럼 약값을 개인이 부담하는 방식은 더 이상 지속되기 어렵다며 정부를 설득해 국가 지원 방식으로 전환하는 방안을 함께 모색해 보자고 제안하였다.

마침 아주대학교 의대에 계셨던 김현주 교수님이 고셔병 환우회를 만들어 이 질환에 대한 대중인지도(public awareness)를 높이고, 치료제를 희귀의약품으로 지정하여 국가에서 상당 부분을 부담하도록 제안하셨다. 이 환자의 보호자도 이에 흔쾌히 동참하여 방송과 언론을 통해 고셔병이 어떤 질환인지, 지금까지 어떤 경제적 부담을 안고 자녀를 치료해 왔는지를 환우회의 여러 환자와 함께 일반 대중에게 알리기 시작하였다. 모 방송국에서 기금 모금 행사가 이루어졌고, 현재 김현주 교수님이 운영하시는 희귀질환연맹이 출범하는 데에 그 기반이 되었다.

그러나 국가로부터 희귀의약품으로 지정받는 데에는 많은 시간이 걸려, 1998년 말이 되어서야 가능해졌다. 참고로 우리나라의 「희귀약품법」은 1997년에 제정되었다. 이로 인해 환자들의 경제적 부담은 많이 완화되었으나, 여전히 약값은 매우 고가였다. 2009년에 산정특례제도가 생기면서 환자들의 부담이 실질적으로 줄어들게 되었다.

고셔병은 다행히 한국인에게는 발병률이 매우 낮은 드문 질환이지만, 국내 희귀질환 관련 제도의 발전 및 연구 등에 큰 영향을 미친 질환이기도 하다. 희귀질환에 대한 사회적 인식(다양한 희귀질환의 환우회 결성, 기금 모금, 사단법인 희귀질환연합회 창립 등), 고가 약품인 희귀의약품에 대한 인식(국내 치료제 개발, 연구비 지원 등), 관련 법규의 제정(희귀약품법, 산정특례제도, 희귀질환관리법, 희귀질환 거점센터 설립 등)에 중요한 계기를 제공하였다.

다시 환자의 이야기로 돌아가 보자.

이 환자는 2주마다 병원을 방문하여 약 1시간 남짓 병상에 누워 정맥 주사로 효소를 투여받는다. 초기에는 태반에서 추출한 세리다제(엘글루세라제, alglucerase)로 치료를 받다가(이 약은 더 이상 출시되지 않음), 1~2년 후부터는 유전자 재조합술로 만든 세리자임(이미글루세라제, imiglucerase)을 지속적으로 투여받아 왔다. 키도 잘 자라고 체중도 증가하였으며, 치료를 일찍 시작한 덕분에 골격계 변형도 크게 없었다. 다만, p.L444P 유전자형(글루코세레브로시다제 유전자의 엑손 10번에 위치한 444번째 아미노산인 류신이 모두 프롤린으로 치환된 돌연변이)의 동형접합자에서 흔히 관찰되는 흉추 만곡증이 있었다.

사실 이 유전자형이 늘 마음에 걸렸다. 부모님께 상세히 말씀드리지는 않았지만 이 유전자형은 스웨덴의 노르보텐(Norrbotten) 지방의 환자에게서 기원해 전 세계 고셔병 환자에게 전파된, 이른바 조상효과(founder effect)가 있는 유전자 돌연변이형이다. 이 유전자형은 만성신경병형 고셔병(제3형 고셔병)과 크게 연관되어 있다.

그러나 어떤 환자들은 신경 증상 없이 잘 지내며, 이러한 경우 임상적 분류로는 비신경형 고셔병(제1형)이라고 부른다. 이 환자 역시 20대 초반까지 학업을 정상적으로 이어갔고, 대학에도 입학하였다. 물론 임상형 구분으로는 제1형이었다. 사실 효소 치료제는 중추신경계를 통과하지 못하기 때문에 신경 증상을 완화하는 데에는 도움이 되지 못한다.

환자는 갑자기 팔다리가 수축하는 근간대 뇌전증(myoclonic epilepsy) 경련을 경험하였다. 이렇게 되면 진단명은 제3형 고셔병으로 변경된다. 진단 초기에는 신경 증상이 없었으므로 제1형이라 하는 것이 타당하다. 그러면 환자나 보호자 입장에서는 처음 진단이 잘못된 것이 아니냐고 의료진에게 따질 수도 있다(실제로 그런 경우는 없었지만). 물론 제1형으로 판단되는 환자라 하더라도, 유전자형이 제3형이 의심되는 경우에는 진료 시 신경학적 검사를 보다 정밀하게 시행해야 한다.

예를 들어, 눈동자가 움직이는 사물을 쫓을 때 마치 힐끗힐끗 훔쳐보는 듯하다거나(saccadic eye movement), 손발이 떨리거나, 파킨슨병 환자처럼 걸음걸이가 이상하다든가, 혹은 이 환자처럼 갑자기 없던 경련이 생긴 경우 등을 면밀히 살펴보아야 한다. 사실 제3형은 전문가들이 더 세부적(3a, 3b, 3c)으로 나누기도 한다. 이 환자의 경우 유전자형, 흉곽의 모양, 만성적으로 서서히 진행하는 신경 증상을 고려할 때 3b라고 할 수 있겠다.

신경 증상이 있어도 효소 치료는 계속해야 한다. 그 이유는 뼈의 손상을 예방하고 혈액 소견을 정상화하며, 간과 비장이 커지는 것을 막아야 하기 때문이다. 일본의 경우에는 고셔병 유형에 관계없이 효소 치료제를 적응증으로 인정해 준다. 그러나 국내에서는 특정한 제품에 한해서만 제3형 고셔병에 사용할 수 있도록 제한하고 있다.

아시아인, 특히 일본, 한국, 대만 등에서는 제3형 고셔병 환자가 상대적으로 많아 이들의 효과적인 치료가 중요한 과제다. 효소가 중추신경계로 잘 통과하여 안정적으로 작용할 수 있도록 돕는 화학적 도우미(Chemical chaperone)[6]를 함께 사용해 보기도 한다. 대표적인 예가 앰브록솔(ambroxol)로, 이는 원래 기침과 가래 치료에 쓰이는 거담제이며 약가도 매우 저렴한 편이다. 임상시험 결과, 앰브록솔은 신경 증상을 완전히 소멸시키지는 못하지만, 일부 증상을 완화하고 병의 진행을 예방하여 안정화시키는 것으로 보고되었다.

이처럼 기존 약물의 적응증을 바꾸어 다른 질환에 사용하는 것을 '약물 재창출(Drug repurposing or repositioning)'이라 하며, 이는 신약 개발에 자주 활용되는 중요한 전략 중 하나다.

다행히 환자는 경련도 약물 치료에 잘 반응하고, 인지 기능 변화도 없어 긍정적인 경과를 보인다.

---

[6] 세포 내 단백질이 제 기능을 하도록 돕는 작은 분자 화합물로, 잘못 접힌 단백질이 분해되지 않고 제대로 작동할 수 있도록 안정화하는 역할을 한다. 일부 희귀 유전질환에서는 이를 활용해 치료 효과를 높일 수 있다.

고셔병의 역사

'고셔병'의 발견과 병명 유래

고셔병이란, 필립 찰스 어니스트 고셔(Philippe Charles Ernest Gaucher)라는 프랑스 의사가 환자를 처음 학계에 보고하면서 붙여진 병명이다. 1882년 고셔가 의과대학생 시절 박사학위 논문에서 어려서부터 비장이 매우 커지고 이후 빈혈이나 잦은 출혈, 감염으로 고생했던 32세 여자 환자에 대해 보고하면서 이 병의 존재가 처음 알려졌다.

'고셔병'이라는 명칭은 1905년 Brill이라는 사람이 이 병으로 사망한 환자를 부검하고 나서, 이 질환을 최초로 보고한 '고셔'의 이름을 따서 명명하기 시작한 것이 그 시

초다. 1959년에 이르러서야 이 질환이 상염색체 열성 유전을 하는 유전병이라는 사실이 밝혀졌고, 1965년에는 글루코세레브로시다제(Glucocerebrosidase)의 결핍으로 인해 발생하는 것으로 알려졌다. 이어 1985년에 원인 유전자가 발견되었다.

1991년에는 태반에서 유래된 효소 치료제가 처음 나왔고, 1994년에는 중국 햄스터 난소(Chinese hamster ovary, CHO) 숙주세포에서 발현시킨 유전자 재조합술로 만든 효소 치료제가 개발되어 사용되고 있다. 그 이후 인간 섬유종세포나 식물(당근) 숙주세포 등 다양한 숙주세포에서 발현시킨 효소 치료제들도 잇달아 개발되었다. 그 후 몇몇 국가는 자체적으로 바이오시밀러(Biosimilar)를 개발해 사용 중이기도 하다. 2014년에는 새로운 개념의 경구용 치료제(기질감소요법)가 성인 고셔병 1형 환자에서 사용되기 시작했다.

고셔병의 병태생리와 특징

산성 베타-글루코시다제(acid beta-glucosidase)라고 불리는 효소는 497개의 아미노산으로 이루어진 단백질로, 리소좀에 존재한다. 이 효소는 글루코세레브로사이드(또는 글루코실세라마이드, Glucosyl ceramide)를 포도당과 세라마이드로 분해한다. 글루코세레브로사이드는 주로 적혈구나 백혈구의 세포막에 많이 존재한다. 이들 세포의 수명은 20~30일이며, 세포가 노화되어 없어지면 새로운 세포가 만들어지는 데 재활용된다. 이렇게 세포막 성분으로 재활용되고 남은 글루코세레브로사이드는 주로 대식세포의 리소좀에서 글루코세레브로시다제에 의해 포도당과 세라마이드로 분해된다.

매일 백혈구에서는 350mg, 적혈구에서는 10mg의 글루코세레브로사이드가 생산되고 분해되어 재활용된다(daily turn-over rate). 글루코세레브로시다제가 결핍되면 이 지방물질이 대식세포에 쌓이게 되며, 이를 '고셔세포'라고 부른다. 특히 글루코실스핑고신은 약 200배, 글루코세레브로사이드는 약 3배 정도 증가한다. 파펜하이머 특수염색[7]을 하여 현미경으로 관찰하면, 커다란 세포 내에 마치

---

[7] 조직이나 세포 내 철 성분을 염색해 확인하는 염색법으로, 고셔세포처럼 대식세포에 지질이나 철이 축적된 경우 진단에 활용됨.

종이를 구겨 놓은 듯한 보라색의 세포질 형태로 나타난다.

'고셔세포'는 주로 망상내피계인 간, 비장, 골수, 폐 등에 침윤되어 증상을 일으킨다. 간과 비장이 커져서 적혈구나 혈소판을 파괴시켜서 빈혈이나 출혈경향을 유발한다. 골밀도가 떨어지고 골다공증, 고관절 무혈성 괴사, 병적 골절, 골통 및 골 위기가 동반되기도 한다. 소아의 경우에는 성장 장애가 동반된다. 단지 고셔세포가 몸에 축적되는 것만으로 고셔병의 모든 증상을 설명할 수는 없다. 고셔세포는 몸에 축적되어 세포와 조직을 파괴할 뿐만 아니라, 다양한 염증성 사이토카인(cytokine)을 분비하기도 한다. 특히 인터류킨-6는 뼈를 더 빨리 파괴하는 데 기여한다. 또한 면역글로빈 이상 같은 면역 체계 교란이나 종양 발생 위험도도 증가한다.

동양인의 고셔병 환자 중 약 60%는 신경병으로 중추신경계 증상 문제가 심각하다. 아직 구체적인 발병 기전은 명확히 밝혀지지 않았지만, 글루코세레브로사이드가 뇌 조직에 축적되어 증상을 유발하는 것으로 추정된다. 특히 글루코세레브로사이드의 1%도 되지 않는 글루코실스핑고신이 신경독성 물질이라는 견해도 있다.

고셔병의 역학 및 주요 임상 증상

고셔병의 발생 빈도는 인종에 따라 차이가 있는데, 전 세계적으로는 인구 40,000~60,000명당 1명꼴로 발생하는 매우 희귀한 질환이다. 그런데 아쉬케나지 유대인(특히 흑해 연안에 거주했던 집단에서 유래한 경우)에서는 850명당 1명의 빈도로 발생하는(보인자 빈도는 17명당 1명) 매우 흔한 질환이며 비신경형인 1형 고셔병이 가장 흔하다.

2형 고셔병은 인종에 따른 발병률 차이는 없지만 약 50만 명당 1명의 빈도로 발생하는 정도로 매우 드물다. 한국인에서는 고셔병의 정확한 발생 빈도에 대한 통계적 수치는 없지만, 현재까지 100여 명이 진단된 것으로 보아 매우 드문 질환임은 분명하다. 2024년부터 신생아 때 스크리닝을 할 수 있게 되어 정확한 발병률을 파악할 수 있을 것으로 기대된다.

한국인을 포함한 아시아계에서는 신경 증상이 동반되는 2형과 3형 고셔병이 전체의 약 50% 이상을 차지해 예후가 그리 좋지 않은 편이다. 이에 반해 서양인의 경우에는 90% 이상이 비신경형인 1형으로, 신경 증상이 없고 치료도 가능하여 전반적인 예후가 양호하다.

임상 증상은 다음과 같이 몇 가지로 요약해 볼 수 있다.

(1) 출혈경향

쉽게 멍이 들고, 코피가 자주 나며, 월경을 하는 성인 여자의 경우 월경량이 많고 기간도 긴 경향이 있다. 비장이 커지면 그 기능이 과도하게 활성화되어 적혈구를 생성하는 속도보다 더 빠르게 파괴시켜서 빈혈을 초래한다. 정상적인 적혈구보다 수명이 짧기도 하여 빈혈이 더 심해진다.

(2) 골격계 증상

골통과 관절통이 심하거나 고관절의 무혈성 괴사, 병적인 골절이 발생한다. 골수에 고셔세포가 축적·침윤되고, 조골세포(Osteoblast)에 글루코세레브로사이드가 축적되면 다양한 기전으로 뼈가 손상된다. 고셔세포의 축적은 뼈로 향하는 혈류를 방해하여 뼈 조직을 파괴하며, 고관

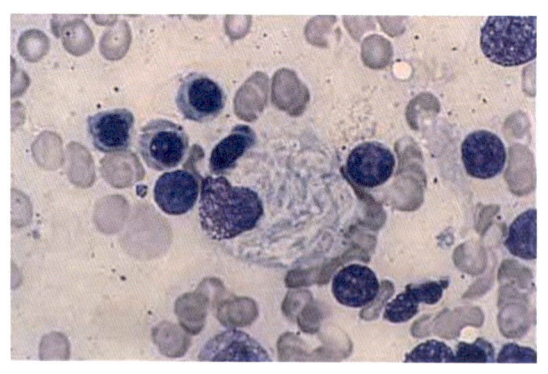

▲ 골수의 고셔 세포(Gaucher cell), 골수흡인도말, Wright 염색, x1000

절 말단 부위에 무균성 괴사가 발생하여 심한 고관절 통증 및 보행 장애가 동반된다. 골질량이 감소하여 뼈의 강도가 약해지고, 뼈가 가늘고 약해져서 쉽게 골절되기도 한다. 이러한 현상은 고셔세포가 골수에 축적되어 발생하기도 하지만, 활성화된 고셔세포에서 여러 종류의 염증 반응물질을 방출함으로써 야기되기도 한다.

(3) 소모성 증상

성장기 소아청소년의 경우에는 키가 잘 자라지 않고, 간과 비장이 커져 배가 불러와서 금방 포만감을 느끼게

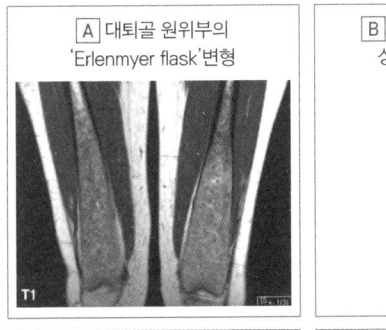

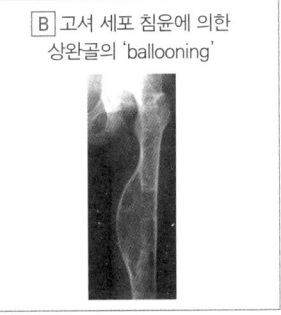

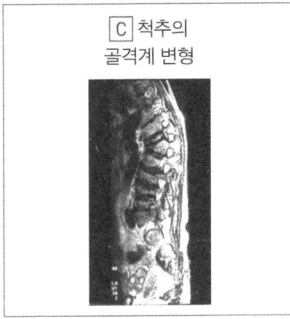

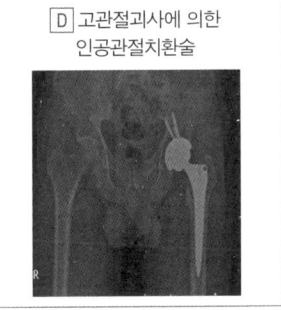

▲ 고셔병 환자의 골 변화

되어 식사량이 줄어든다. 설사가 잦고 체중이 잘 늘지 않으며, 만성적인 빈혈로 인해 사춘기 시작 시기도 매우 느리다. 성인의 경우에는 근육량도 줄어든다.

(4) 간과 비장의 종대

배가 유난히 튀어나와 진찰 시 간이나 비장이 크게 만져지기도 한다. 간 비대는 간 기능의 이상을 유발하거나 간경화증까지 진행될 수 있다. 총콜레스테롤, 고밀도 및 저밀도 콜레스테롤 수치 모두 감소하게 된다. 고셔병 환자는 담석이 자주 발생할 위험이 높으며, 드물게 간암으로 진행한 사례도 보고된 바 있다. 때로는 대량의 고셔세포가 비장 내 혈관들을 눌러 비장 괴사나 경색을 일으켜 영상학적으로 전이된 암을 의심하게도 한다.

(5) 소화기 증상

복통이나 소화불량, 설사가 동반되기도 한다.

(6) 전신 증상

쉽게 피곤해하고 지치며, 낮잠을 길게 자는 등 막연한 피로감을 호소하기도 한다.

(7) 기타 증상

담석증, 장간막 림프절 비대로 단백소실장증후군, 종

양의 발생 위험도 증가, 파킨슨병 증상 및 면역체계의 변화 등이 있다. 매우 드물지만 신생아 및 태아는 피부가 벗겨지는 양상을 보이기도 한다.

⑻ 신경계 증상

한국인이나 아시아계 인종에서는 서양인에 비해 신경 증상이 없는 1형보다 신경 증상이 있는 2형 또는 3형의 환자가 훨씬 많다. 현재는 2형을 '급성신경형', 3형을 '만성신경형'으로 구분한다. 2형은 생후 1세 미만, 특히 6개월 이내에 증상이 나타나는 급성신경형으로, 간과 비장의 비대에 따른 복부 팽만이 동반된다. 빈혈과 혈소판 감소도 나타나지만, 무엇보다도 신경 증상이 특징적이다. 몸이 경직되고, 목을 뒤로 젖히며, 음식 삼키기가 어려워진다. 입을 벌리는 것도 힘든 경우가 있으며, 심부건 반사는 항진되고, 사시가 동반되며 눈동자의 자유로운 움직임이 제한된다. 때로는 후두천명 같은 호흡 곤란이 발생하기도 하며, 결국 3세 이전에 폐렴 등으로 사망하게 된다.

지금은 만성신경형으로 불리고 과거에는 3형 고셔병으로 불렸던 이 유형은 한때 3a, 3b, 3c로 다시 세분화하여 구분되었다. 3a형은 간과 비장의 비대, 뼈의 문제 등이 모두 동반되기는 하지만 신경 증상에 비하면 비교적 덜 심한 양상을 보인다. 신경 증상은 주로 소아기에 나타난다. 초기 증상은 눈동자의 수평 이동이 원활하지 않아, 눈을 자꾸 옆으로 힐끗힐끗 훔쳐보는 듯한 모양을 보인다. 눈을 자주 깜빡이고, 머리 전체를 자꾸 옆으로 돌리게 되며, 책을 읽는 것도 어려워진다. 눈을 위로 올려보는 것도 어려워지고, 물체를 눈으로 천천히 따라보게 되며, 눈이 가운데로 몰리는 현상이 발생한다. 나이가 들어가면서 신경 증상은 심해져 몸 전체에 힘이 빠지면서 몸을 떨구는 근간대성 경련(myoclonic seizure)이 동반되어 갑자기 쓰러지면 크게 다칠 수도 있다. 인지 기능이 저하되어 지능이 떨어지고, 전신 경직이 와서 걷기 것도 어려워진다. 결국에는 10~20대에 이르러 신경계 퇴행으로 인해 사망하게 된다.

3b형은 p.L444P 유전자형과 연관이 많으며, 이 유형의 환자는 어린 나이에 간과 비장이 커진다. 신경 증상으로는 눈동자를 상하 좌우로 자유롭게 움직일 수 없게 되며, 경련은 3a형만큼 심하지 않다. 또한 흉곽 기형, 척추만곡,

측만증이 동반된다. 앞서 언급한 대로 이 p.L444P 유전자형은 스웨덴 북부 지방의 노르보텐에 조상효과가 있는 것으로 알려져 있다. 신경 증상은 빠르게 진행하지 않으나 다른 장기의 증상이 심해 간문맥압이나 폐동맥 고혈압 등으로 소아기나 청소년기에 사망에 이르게 된다.

3c형은 글루코세레브로시다제 유전자의 특정 돌연변이(450번째 아미노산인 아스파라긴산이 히스티딘으로 치환 p.D450H 동형접합자) 때문에 발생한다. 이 유형은 특별한 임상 양상을 보이는데, 한국인에서는 드물고 주로 이집트 등 중동 지역의 환자에게서 많이 보고되고 있다. 주요 증상으로는 뇌수종, 지능 저하, 심장 판막 및 대동맥의 석회화, 각막 혼탁, 안구 운동 제한(안구 운동 실행증, oculomotor apraxia) 등이 있다. 부정맥과 심부전으로 사망에 이르는 경우가 많다.

한편, 이처럼 고셔병을 3a, 3b, 3c형으로 세분화하여 구분하던 체계는 현재는 더 이상 사용되지 않고, 신경 증상이 없는 1형, 신경 증상이 있는 급성신경형(과거의 2형), 만성신경형(과거의 3형)으로 단순화하여 분류한다. 이는 앞서 언급한 바와 같이 임상 증상만으로 환자를 명확하게 구분하기 어렵고, 파킨스병이나 신체의 경직 증세를 보이는 비정형적인 형도 있을 뿐만 아니라, 여러 유사 증상이 겹쳐서 나타나기 때문이다. 따라서 최근에는 신경 증상의 심한 정도와 진행 속도에 따라 구분하는 경향을 보인다.

GAUCHER DISEASE

PART
2

고서병
치료하기

고셔병의 진단

1. 병력 청취 및 진단

가족력의 유무를 확인하고, 진찰 시에는 간이나 비장이 커져 있는지, 안색은 창백하지 않은지, 피부에 멍이 든 곳은 없는지, 뼈에 골절이나 변형은 없는지, 눈동자의 움직임은 자유로운지, 다른 신경 증상은 없는지 등을 정밀하게 관찰해야 한다.

2. 혈액학적 검사

우선, 일반적인 혈액 검사에서 빈혈이 있거나 혈소판 수가 감소해 있으면 골수 검사를 하게 된다. 이 과정에서 고셔세포가 관찰되면 고셔병을 의심할 수 있다. '글루코세레브로사이드'라는 지방물질이 대식세포에 쌓이게 되고 지방물질이 가득 차서 커진 대식세포를 '고셔세포'라고 한다. 파펜하이머라는 특수염색을 하여 현미경으로 관찰하면, 커다란 세포 내에 마치 종이를 구겨 놓은 듯한 (wrinkled tissue paper) 보라색의 세포질 형태로 나타난다.

3. 생화학적 검사(효소 분석)

고셔병의 확진을 위해서는 말초 혈액의 림프구나 피부 조직을 떼어 내 배양한 후, 피부아세포에서 글루코세레브로시다제 또는 베타-글루코시다제라는 효소의 활성도를 측정한다. 정상치보다 현저히 감소한 경우 진단이 가능하며, 대개는 정상인의 30% 미만 수준으로 활성도가 크게 감소한다. 다만, 보인자의 경우에는 효소 측정만으로는 진단이 어렵다.

산성 베타-글루코세레브로시다제(GBA) 효소는 리소좀 내에서 D-glucosyl-N-acylsphingosine[8]을 분해하

---

[8] 글루코세레브로사이드의 화학적 명칭.

는 기능을 하며, 결핍 시에는 리소좀 내의 글루코세레브로사이드가 축적되면서 질병이 야기된다. 생체 내의 GBA 효소 활성도를 측정함으로써 고셔병의 진단이 가능하다. GBA 효소의 활성도는 생체 내 기질인 D-glucosyl-N-acylsphingosine의 유사물질이면서, 형광분광측정기(fluorescence spectrophotometer)로 측정 가능한 4-메틸움벨리페릴(4-methylumbelliferyl)이 부착된 4-MU-β-D-glucopyranoside를 기질로 사용한다. 효소 활성도가 있으면, 기질로 사용된 4-MU-β-D-glucopyranoside가 GBA에 의해 분해되면서 4-MU가 형광을 띠고, 형광분광측정기에서 높은 형광도를 보인다. 반면, GBA 효소가 결핍되어 있으면 기질에 부착된 4-MU가 분해되지 않아 형광을 띠지 않으므로, 형광분광측정기에서 낮은 형광도를 보여 효소의 결핍 여부를 확인할 수 있다.

GBA 효소 활성도 측정을 위해 말초 혈액으로부터 얻은 백혈구(white blood cell)나 배양된 섬유아세포를 사용한다. 말초 혈액이나 섬유아세포 이외에도 건조혈반(Dried

Blood Spot, DBS)[9]을 이용할 수도 있다. DBS는 이동과 보관이 용이하도록 거스리 카드(Guthrie card)[10]에 적힌 혈액을 말려서 준비한 것으로, DBS에 포함된 백혈구 내의 GBA에 대한 활성도를 측정하는 데 활용된다.

4. 유전자 검사

유전자 검사는 고셔병 진단을 위해 반드시 필요한 검사는 아니지만 여러 면에서 도움이 된다. 특히 효소 활성도 수치가 애매해서 정확한 진단을 할 수 없는 경우, 보인자 여부를 알기 위한 경우, 태아의 산전 진단이 필요한 경우에 유용하다. 유전자형을 알게 되면 고셔병의 예후를 예측할 수도 있다. 예를 들어 유대인이나 백인의 경우 p.N370S 유전자형(370번째 아미노산 아스파라긴이 세린으로 치환됨)은 고셔병 1형에서만 관찰되므로, 이 유전자형을 가진 경우 신경 증상의 발생을 걱정할 필요가 없다. 단, 이 유전자형

---

[9] 손끝이나 위팔의 모세혈에서 채취한 극소량의 혈액을 특수 여과지에 떨어뜨려 건조시킨 검체 형태로, 검사 시 보관과 운반이 용이하다.
[10] 신생아의 발뒤꿈치에서 채취한 혈액을 여과지에 떨어뜨려 건조시키는 데 사용하는 카드로, 1960년대 미국의 로버트 거스리 박사가 개발하였다.

은 아시아계 인종에서는 거의 발견되지 않는다.

흥미로운 점은, 한국인에서는 p.G46E 유전자형(46번째 글리신이 글루타민산으로 치환됨)이 신경 증상이 없는 고셔병 1형에서 흔히 발견된다는 것이다. 반면에 p.L444P 유전자형(444번째 아미노산 로이신이 프롤린으로 치환됨)은 신경 증상이 동반되는 고셔병과 연관이 있으며, 아시아계 인종에서 이 유전자형을 가진 환자들이 많다. 이런 이유로 아시아계 환자에서 신경 증상이 있는 고셔병 환자의 비율이 높게 나타난다.

드물게는 글루코세레브로시다제의 결핍은 없고 이 효소와 결합하여 효소를 활성화시켜 가수분해 기능을 돕는 사포신-C(Sapocin C)의 결핍 때문에도 고셔병의 임상 증상이 발생할 수 있다. 이러한 경우에도 유전자 검사가 정확한 진단에 도움이 된다.

* * *

고셔병은 베타-글루코세레브로시다제 효소(EC.3.2.1.45)를 코드하고 있는 'GBA 유전자'의 돌연변이(mutation)에 의해 발생하는 상염색체 열성 유전질환[11]이다. 인간 GBA 유전자(NCBI reference sequence: NG_009783.1)는 1번 염색체의 장완(1q21)에 위치하며, 약 10-kb의 길이에 11개의 엑손(exon)과 10개의 인트론(intron)으로 구성되어 있다. 특이한 점은 GBA 유전자의 약 16-kb 아래쪽에 유전자로서의 기능이 없는 '거짓-GBA 유전자(pseudo-GBA gene, GBAP1)'가 존재한다는 것이다. GBA 유전자와 GBAP1 유전자 간의 유전자 서열은 96% 이상의 매우 높은 유사성을 나타낸다. GBAP1은 GBA보다 길이가 짧은데, 이는 인트론과 엑손에 결실(deletion)이 있기 때문이다.

또한 GBAP1에는 다양한 돌연변이가 존재한다. GBA 유전자 바로 뒤에는 pseudo-metaxin 유전자(MTX1P1)가 연결되어 있으며, GBAP1 바로 뒤에는 metaxin 유전자(MTX1)가 연결되어 있다. 이러한 거짓-GBA 유전자인

---

[11] 부모가 각각 보인자인 경우 자녀에게 25% 확률로 발현되는 유전질환.

GBAP1의 존재는 고셔병의 분자유전학적 진단에서 가장 주의해야 할 사항이다. 즉, 높은 유사성으로 인해 GBAP1을 GBA 유전자로 잘못 분석하지 않도록 주의해야 한다. 특히, GBAP1에 원래 존재하는 돌연변이가 GBA 유전자 돌연변이로 잘못 검출되는 오류를 조심해야 한다. 따라서 진짜 GBA 유전자에 존재하는 돌연변이를 검출하기 위해서는 GBA 유전자와 GBAP1 유전자를 명확히 구별하는 것이 필수적이다. 최근에는 전장유전체 분석(Whole Genome Sequencing, WGS)[12]을 통해 보다 정밀한 유전학적 분석이 가능해지고 있다.

---

[12] 사람의 전체 유전 정보를 빠짐없이 분석하는 기술로, 희귀 유전병 진단에 활용된다.

고셔병의
생물학적 지표 (바이오마커)

고셔병의 중증도나 질병의 진행 정도, 효소대체요법 효과를 감시하는 생물학적 지표는 크게 두 가지로 나눌 수 있다. '혈액 내 순환하는 생물학적 지표(circulating biomarker)와 임상적 생물학적 지표(clinical biomarker)'다.

1. 혈액 내 순환하는 생물학적 지표

예를 들어, 키토트리오시다제(chitotriosidase)[13] 농도는 고셔세포가 환자 몸속에 얼마나 많은지(Gaucher cell burden)를

---

[13] 대식세포에서 분비되는 효소로, 고셔병에서 주로 증가한다.

예측하는 데 유용한 지표로 활용된다. 그러나 서양인의 약 5~6%, 한국인의 약 30%는 고셔병이 있어도 키토트리오시다제가 전혀 증가하지 않는다. 이는 키토트리오시다아제 유전자 중복 동형접합자 빈도가 한국인에서 높기 때문이다. 따라서 한국인 고셔병 환자에게는 유용한 생물학적 지표는 아니다.

이 외에도 타르트레이트저항성 탈인산효소(tartrate-resistant acid phosphatase, TRAP), 안지오텐신 전환효소(angiotensin converting enzyme, ACE), 베타헥소사미니다제(beta-hexosaminidase) 등이 있으며, 이들 효소는 활성화된 고셔세포에서 분비된다. 단, ACE는 유전자 다형성에 따라 수치에 영향을 받으며, 비장절제술을 받은 경우 수치가 상승한다. 다른 생물학적 지표로는 CCL-18, Lyso-Gb1(글루코실스핑고신)이 있는데 최근에는 이들이 더 자주 사용된다.

2. 임상적 생물학적 지표

간 및 비장의 크기, 헤모글로빈 수치, 혈소판 수치, 골수 침범 점수(BMB score), 골밀도 검사(DEXA), 질병 중증도 점

수(DS3 scoring) 등이 주요 임상적 생물학적 지표로 활용된다. 간이나 비장의 크기나 골 침범을 평가하기 위해서는 자기공명검사(MRI)가 우선적으로 권장된다. 간과 비장의 크기는 초음파 또는 전산화단층촬영(CT)으로 평가하고 추적 관찰할 수도 있으나, 부정확하거나 잦은 방사선 노출 때문에 잘 권장되지 않는다. 뼈 침범 정도를 확인하기 위해 단순 X-ray는 권장되지 않으며, 골 MRI가 우선적으로 추천되고 골밀도 검사도 시행할 수 있다. 폐 침윤 정도를 알기 위해서는 고해상도 전산화단층촬영(HRCT)이 필요하며, 신경 증상이 있는 경우 뇌 MRI 검사가 필요하다. 아울러 안과적 검사와 청력 검사도 필요하며, 특히 만성 신경병형의 경우 안과적 검사가 중요하다.

고셔병의 치료 및 관리

1991년 태반에서 추출한 세레다제(Ceredase)가 개발되고, 1994년 유전자 재조합술로 개발된 세레자임(Cerezyme)이 등장하여 효소대체요법이 가능해지기 전까지는 고셔병에 대한 특별한 치료법이 없었다. 빈혈이나 혈소판감소증은 잦은 수혈로 치료했고, 관절통이나 뼈에 극심한 통증이 동반되는 뼈 위기(bone crisis)의 경우에는 진통제를 사용했다. 골격계의 변형은 정형외과적인 보조적 치료를 필요로 하기도 했다.

과거에는 비장 전절제술이나 부분 절제술이 사용되기도 했으나, 이는 뼈 손상을 더 빠르게 유발하고 고셔세포의 폐 침윤을 심화시켜 폐동맥 고혈압을 유발하기도 한다. 또한 면역체계가 약화되어 세균 감염의 위험성과 종양 발생 위험도를 높이고, 담석증의 발생 빈도도 증가시킨다. 특히, 신경 증상이 있는 고셔병 환자에서는 신경 증상이 오히려 악화될 수 있어, 현재는 사용하지 않는 방법이다. 과거에는 신경 증상이 있는 환자에게 골수이식을 시행하기도 했는데, 일부에서는 신경 증상의 진행 속도가 느려지고 증상이 안정화된다는 보고도 있었다. 그러나 골수이식에 따르는 합병증 및 사망률 때문에 일반적으로 추천되지 않는 치료 방법이다.

1. 효소대체요법

현재 신경 증상이 없는 1형 고셔병 환자에게는 효소대체요법이 최선이다. 이 치료는 유전자 재조합된 인간의 정상 글루코세레브로시다제 유전자를 세포주에서 발현시켜 제조한 효소를 사용한다. 이 효소가 고셔세포인 대식세포 내로 좀 더 잘 들어가기 위해서는 대식세포 표면에 존재하는 특수한 만노즈(Mannose) 수용체에 잘 달라붙을 수 있어야 한다. 현재 국내에서는 세레자임, 비프리브, 애브서틴 등 세 가지 제품이 사용되고 있다. 다만, 효소대체요법은 효소가 뇌혈관 장벽(BBB)을 통과하지 못하기에 신경 증상이 있는 환자에서는 간, 비장, 골격계 이상은 개선되지만 뇌와 관련된 신경학적 증상(발작, 인지 기능 장애, 안구 운동 개선, 손 떨림 등)은 개선되지 않는다.

2. 기질(전구물질)감량요법(substrate reduction therapy, SRT)

글루코실세라마이드 합성효소(glucosylceramide synthase)를 억제하는 경구용 약제가 개발되었는데, 자베스카(Zavesca) 또는 미글루스타트(Miglustat)라고 한다. 이 약제는 1형 고셔병 환자 중 알레르기 반응 때문에 세레자임을 주사할 수 없는 경우 대체 약품으로 사용할 수 있다. 증상이 심하지 않은 성인 환자에게도 유지요법으로 사용할 수 있으나, 설사 등의 소화기 증상과 체중 감소와 같은 부작용이 있다. 새로운 선택적(selective) 글루코실세라마이드 합성효소 억제제인 엘리글루스타트(Eliglustat tartrate)는 미국과 유럽에서 1형 고셔병 성인 환자를 위한 1차 치료제로 승인되었다. 엘리글루스타트는 미글루스타트에 비해 강력한 억제 효능을 가지고 있으며, 미글루스타트와는 달리 선택적 억제제로 장내 글리코시다제를 억제하지 않기 때문에 위장관 부작용을 일으키지 않는다.

3. 보존적 치료요법

뼈 위기 시 통증을 완화시키기 위해 비스테로이드성 소염제를 사용한다. 골밀도가 심하게 감소한 경우에는 골절을 예방하기 위해 비스포스포네이트(bisphosphonate)를 사용하기도 하나, 효과에 관해서는 논란이 있다. 고관절의 무혈성 괴사의 경우 관절치환수술이 필요하다. 빈혈의 경우 이미 철분 과부담 상태인 경우가 많기 때문에 잦은 수혈보다는 '에리스로포이에틴(erythropoietin)'을 사용하기도 한다. 효소대체요법이 개발되기 이전에는 비장절제술이 사용되기도 했으나, 이 방법은 오히려 신경, 뼈, 폐의 증상을 악화시키고 암 발생율(특히 간암)을 높인다. 또한 담석증 발생 빈도 증가 및 면역장애로 인한 심각한 감염 질환을 유발하므로, 비장이 파열되어 심한 출혈이 발생한 경우 등 불가피한 상황을 제외하고는 비장절제술은 금기사항이다.

앞서 언급한 세 가지 치료법에 대해서는 '고셔병 치료, 실제 적용과 고려할 점들' 장에서 건강보험 적용 여부와 함께 보다 심화된 내용을 다룰 예정이다.

진단 이후 맞닥뜨리는
다양한 일들

1. 진단 후 치료하면서 고려할 문제들

일단 진단이 되면 다른 형제자매들은 괜찮은지 확인해야 하며, 과거에 원인을 알 수 없는 질환으로 일찍 사망한 가족이 있었는지도 확인해 봐야 한다. 고셔병은 상염색체 열성 유전방식으로 유전되어 윗세대에는 환자가 없고 대개 형제자매간에 발생하는 질환이기 때문이다. 그리고 유전자형보다는 임상 증상에 근거하여 고셔병의 유형을 결정하게 된다. 앞서 언급한 신생아/태아 고셔병이나 고셔병 2형의 경우에는 보험 문제나 치료 효과 때문에 효소대체요법을 권고하기 어렵다. 이 경우 안타깝지만 위루관

수술 등을 통한 영양 보급, 폐렴 예방 등 보존적 치료만이 가능하다. 또한 젊은 부부라면 다음 임신에서 재발 위험도를 낮출 방안에 대해 논의한다. 예를 들어, 착상 전 유전검사(Preimplantation Genetic Testing, PGT)[14]를 통해 정상 배아를 인공적으로 착상시키는 방안을 논의한다.

1형 고셔병은 당연히 효소대체요법을 적극적으로 받아야 한다. 성인 환자의 경우 기질감량요법(경구 투약)도 받을 수 있다. 물론 약물 대사에 관련된 유전자 검사를 받아야 한다. 효소대체요법과 기질감량요법 모두 성인 환자의 치료 비용이 연간 수억 원에 이르기 때문에, 환자 개인이 전액 부담하기에는 현실적으로 어려움이 크다.

고셔병은 산정특례 대상 질환으로 지정되어 있어 건강보험이 적용되며, 본인부담금은 의료비의 10% 수준이다. 하지만 이 10%의 부담금도 연간 수천만 원에 해당하기에, 재산 정도(환자 가구 기준 중위소득 120% 미만, 부양의무자 가구는 기준 중위소득 200% 미만)에 따라 질병관리청 희귀질

---

[14] 시험관 시술로 수정된 배아를 자궁에 이식하기 전에 유전질환이나 염색체 이상 유무를 확인하는 검사.

환과에서는 의료비 지원사업을 통해 본인 부담금 10%도 지원하고 있으며, 이 경우 환자가 실제 부담할 비용은 거의 없다고 볼 수 있다. 해당 지원을 받는 경우에는 H-card가 발급된다. 하지만 환자의 재산이 위의 기준을 초과하는 경우에는 본인이 전액을 부담해야 한다. 다만, 본인 부담 상한액(연간 최대 780만 원)을 초과한 의료비는 환급받을 수 있다. 고셔병 치료에 있어, 우리나라의 희귀질환 보장 정책은 상당히 선진적인 편이다.

그러나 효소대체요법을 받기 위해서는 현재로서는 평생 동안 2주에 한 번씩 병원을 방문하여 1~2시간가량 정맥주사를 맞아야 한다. 이로 인해 환자는 학교생활이나 직장생활에 일정한 제약을 받을 수밖에 없다. 실제로 코로나19 팬데믹 기간 동안 환자의 치료 순응도가 감소하여 질환이 악화되었다는 외신 보도도 있다. 대부분의 국가가 병원에서만 치료가 가능하도록 하고 있지만, 영국의 경우 환자가 자택에서 주사를 맞을 수 있는 홈 인퓨전(home-infusion) 서비스도 가능하다고 한다. 사실 정맥주사는 환자가 집에서 스스로 투여하기에는 매우 어려운 문제들이 있다. 심한 증상으로 거동에 문제가 있는 경우 가정간호사가 직접 방문하여 치료하는 제도가 있다. 성인 1형 고셔병 환자의 경우, 경구 투여제인 기질감량요법을 권유하기도 하나 우리나라 환자들은 불편해도 주사제를 더 선호하는 경향을 보인다.

고셔병 1형으로 초기에 진단되어 수년간 치료를 받아오던 환자가 어느 날 갑작스럽게 경련을 하고 눈동자의 움직임에 이상이 나타나면서 고셔병 3형으로 진단이 바뀌는 경우가 종종 있다. 이는 질병 초기에는 신경 증상이 전혀 없이 간, 비장의 비대나 혈액학적 이상 등 비신경계 증상만 나타나기 때문이다. 또한 유전자 검사 결과로 알 수 있는 유전자형으로도 임상 증상(고셔병 유형)을 완전히 예측하기 어렵다는 점도 진단과 치료에 어려움을 더하는 요인이다.

치료 중에도 정기적으로 검사할 항목들이 많다. 간과 비장의 크기가 감소했는지, 빈혈이나 혈소판감소증은 개선되었는지, 뼈의 병변이 개선되었는지를 확인하는 임상적 지표와 여러 생물학적 지표들이 개선되고 있는지를 반드시 모니터링해야 한다. 이러한 지표들에 따라 약물 용량의 증감을 물론 초기 용량은 환자의 체중에 따라 결정되지만, 이후 반응에 따라 조절될 수 있다.

국내에서는 고셔병 1형 여성 환자가 임신 후 보인자 정상 신생아를 출산한 사례도 있다. 임신 중 효소 치료의 용량을 어떻게 할 것인지에 대해서는 논란이 많으나 반드시 치료를 계속하여야 하고, 꼭 임신 시 증가한 체중에 따라 용량을 증가시킬 필요는 없다는 견해가 일반적이다.

치료를 하면서 환자로부터 보고받는 환자자기평가결과(Patient-Report Outcome, PRO)도 매우 중요하다. 환자는 설문조사에서 정확하고 성실하게 응해야 한다. 고셔병 치료 효과는 매우 드라마틱하기 때문에 환자들의 약물 순응도가 다른 리소좀 축적질환에 비해 높은 편이다.

고셔병 치료를 받는 환자들이 품게 되는 가장 큰 희망은 모든 것들이 정상화될 것이라는 기대다. 물론 조기에 진단되고, 비장의 크기가 심각하게 크지 않으며, 골격계의 변형이나 손상이 심하지 않은 경우에는 정상화가 용이하다. 그러나 그렇지 않은 경우에는 돌아올 수 없는 강을 건넌 것과 마찬가지이므로 어느 정도 불가역적인 손상을 감내해야만 한다.

흥미로운 점은, 고셔병의 효소대체치료가 거의 30여

년간 지속되면서 과거에 알려졌던 고셔병의 자연 경과가 점차 수정되고 있다는 것이다. 고셔병 환자의 수명 연장에 따른 새로운 고셔병의 합병증이 보고되고 있으며, 여전히 해결되지 않은 치료의 미충적 수요들도 밝혀지고 있다.

2. 신경병형 2, 3형 고셔병 환자의 치료

이는 매우 어려운 문제다. 특히 2형 고셔병은 급속히 진행되는 신경병형으로, 현재까지 확립된 치료법이 없어 치료가 어려운 경우가 많다. 3형의 경우, 여러 장기의 손상을 막기 위해 효소대체요법을 시행하지만 이 치료가 신경 증상을 개선시키지는 못한다. 따라서 연구 목적으로 앰브록솔이라는 거담제를 다량 투여하는 임상연구도 진행되고 있다. 불행히도 아시아계 고셔병 환자의 50~60%는 신경병형이다.

3. 고셔병 보인자의 임상적 의미와 관리

고셔병 자녀를 둔 부모님은 모두 보인자이며, 고셔병 환자의 형제자매의 2/3가 보인자다. 물론 보인자는 고셔병에 이환되지는 않지만, 고셔병 보인자에서 파킨슨병의 발생 위험도가 증가하는 것으로 알려지면서 파킨슨병 증상 유무를 정기적으로 확인할 필요가 있다. 이와 같은 사실은 부모님들에게 설명하기에 매우 조심스러운 부분이다. 대부분의 부모는 이미 고셔병 자녀에 대한 깊은 자책감과 죄책감(guilty feeling)을 갖고 있기 때문이다. 파킨슨병에 대한 이야기를 직접 꺼내기보다는 가족 중에 유사 증상을 보이는 사람이 있었는지를 물어보는 정도로 접근한다. 해외에서는 고셔병 보인자 중 파킨스병 환자를 대상으로 앰브록솔을 처방하는 임상연구도 진행되고 있다.

기억에 남는
환자

급격하게 신경 증상이 진행된 3형 고셔병을 가진 두 자매에 관한 이야기를 하려고 한다. 고셔병은 상염색체 열성 유전방식으로 유전되기 때문에 가족력을 확인할 때 윗세대의 병력보다는 환자의 형제자매 중 동일한 증상이 있는지를 물어봐야 한다. 동생은 초등학교 때 멍이 잘 들고 코피가 나면 잘 멈추지 않아서 병원을 찾았다. 골수 검사에서 전형적인 고셔세포가 관찰되었고, 이후 효소 분석과 유전자형 분석을 통해 확진되었다. 다행히 특별한 신경 증상은 없었고, 빈혈과 혈소판 감소 등 혈액학적 소견 및 간과 비장의 비대만 있을 뿐이었다. 이러한 증상은 효소대체요법을 통해 호전되었다.

그러나 갑자기 근간대경련 뇌전증이 발생하였다. 이런 경우 의료진은 긴장하게 된다. 환자의 임상형이 신경형으로 바뀌는 상황, 즉 3형 고셔병으로 진단이 변경되는 상황이기 때문이다. 환자의 세 살 터울 언니 역시 갑자기 경련을 하여 의뢰되었고, 동일한 검사 절차를 통해 두 자매 모두 고셔병 신경형 3형으로 진단받게 되었다. 이후 효소대체요법을 하면서 경련을 치료하기 위해 항경련제를 여러 개 복합적으로 사용하고 증량을 해도 경련의 빈도는 줄어들지 않았다.

두 자매는 고셔병 진단 전까지 학업 성적이 매우 우수하고 똑똑한 아이들이었다. 그러나 갑작스레 인지 능력이 저하되면서 학교 수업을 따라가기 어려운 상황이 되었다. 보행에도 심각한 문제가 생겨 부축을 받으며 발을 끌면서 간신히 걸었고, 결국에는 휠체어를 사용하게 되었다. 아이들은 발음하는 것과 음식을 삼키는 데에도 어려움이 생겼으며, 눈동자의 움직임도 제한되었다. 어떤 경우에는 환청이나 환각 증상을 호소하기도 했다. 효소대체요법을 시작한 이후 1~2년 이내에 발생한 신경학적 증상들이다.

매우 빠르게 신경학적 경과가 악화되는 것으로 보아 신경형 3a에 속한다고 볼 수 있다.

부모님들의 좌절과 실망은 이루 말할 수 없었다. 효소대체요법을 받고 있는데도 왜 증상이 악화되느냐는, 거의 울부짖음에 가까운 호소였다. 심지어는 두 아이가 잘못될 경우, 신경병형 고셔병 치료를 위한 연구 목적으로 시신을 기증하겠다는 말씀까지 하셨다. 그처럼 절망적인 말씀은 하지 마시고, 최근 임상시험을 하고 있는 앰브록솔이라는 화학적 도우미를 병용하는 임상시험에 등록해 보시기를 권유하였다. 다행히 심했던 경련의 빈도도 줄고, 부축을 받으며 어느 정도 보행도 가능하게 되었다. 거의 10년 이상 병합 치료를 받고 있으며, 신경학적 증상 역시 많이 호전되고 안정화되었다. 참으로 다행스러운 일이다.

처음 환자 증례에서도 언급했듯이, 한국인 및 동아시아인의 고셔병 역학은 백인과는 확연히 다르다. 백인 환자에서는 신경병형 고셔병이 전체의 10% 미만에 불과하나, 한국인은 50%가 넘는다. 이처럼 신경형의 비율이 높은 상황에서, 효소대체요법만으로는 신경 증상을 치료할 수 없다는 한계가 분명하다.

고셔병 치료법, 실제 적용과 고려할 점들

1. 효소대체요법(enzyme replacement therapy, ERT)

효소대체요법은 1990년대에 등장한 이후 30년 이상 선택되어 온 치료 방법이다. 이미글루세라제(Cerezyme®, Sanofi Genzyme, Cambridge, MA, USA), 베라글루세라제 알파(VPRIV®, Shire Human Genetic Therapies, lexington, MA, USA), 탈리글루세라제 알파(ELELYSO®, Pfizer Labs, New York, NY, USA) 등 3개의 재조합 산성 β-글루코시다제 제품이 1형 고셔병 치료용으로 승인되었다. 국내에서는 2012년 식품의약품안전처의 승인을 받은 이후, 비교불가능(noncomparable) 생물학적 제제[15]인 이미글루세라제(Abcertin®, ISU Abxis, Seoul, Korea)도 사용되고 있다.

효소대체요법은 2주마다 60U/kg의 약제를 정맥 주입하여, 축적된 글루코실세라마이드를 분해하고 간비종대, 빈혈, 혈소판감소증 및 골질환을 호전시킨다. International Collaborative Gaucher Group(ICGG)의 고셔등록사업(Gaucher Registry)의 자료에 따르면, 대부분의 혈액학적 이상 및 간비종대는 효소대체요법 시작 후 1년 이내에 호전되며 치료를 지속함에 따라 수년간 효과가 유지되고 점진적으로 증상이 개선되었다. 환자의 약 7%는 경미한 재발성 부작용을 경험하지만 대부분은 가려움이나 두드러기와 같은 경미한 주입 관련 반응이며, 이는 주입 속도를 늦추고 항히스타민제 또는 스테로이드의 사용을 통해 쉽게 제어될 수 있다.

그러나 효소대체요법은 평생 주기적으로 정맥주사를 받아야 한다는 특성으로 인해 환자에게 상당한 부담감이

---

[15] Abcertin®(애브서틴)은 Cerezyme®(세레자임)과 유사한 효소를 기반으로 개발되었지만, 직접 비교 임상시험 없이 허가되어 '비교불가능 생물학적 제제'로 분류된다.

수반되는 것이 현실이다. 2주마다 병원을 방문해 1~2시간 동안 정맥주사를 맞아야 하는 불편함은 환자의 사회생활에 지장을 주고 삶의 질을 떨어뜨릴 수 있다.

현재 신경 증상이 없는 1형 고셔병에서는 효소대체요법이 최선의 치료법이다. 이 치료는 인간의 정상 글루코세레브로시다제 유전자를 재조합한 후 세포주에서 발현시켜 제조한 효소를 사용한다. 이 효소가 고셔세포인 대식세포 내로 좀 더 잘 들어가기 위해서는, 대식세포 표면에 있는 특수한 만노즈(Mannose) 수용체에 잘 달라붙을 수 있어야 한다. 현재 국내에서는 세레자임, 비프리브, 애브서틴 등 세 가지 효소대체요법 치료제가 사용되고 있으며, 모두 보험급여가 가능하다. 다만, 신경병형 고셔병의 경우에는 세레자임만이 보험급여 대상으로 인정된다.

(1) 실제적 방법 및 용량의 결정

효소를 생리식염수에 섞어서 1~2시간 이내에 투여가 완료될 수 있도록 주입 속도를 조절한다. 주입 속도는 '1단위/몸무게 kg/분'이 넘지 않도록 해야 하며, 투여는 2주 간격으로 이루어진다. 용량은 보통 '60단위/몸무게 kg/2

주'로 시작해서, 증상의 개선 여부를 감시하면서 '30단위/몸무게 kg/2주' 정도로 줄일 수 있다. 다만, 이미 뼈의 손상이 있는 환자의 경우에는 '60단위/몸무게 kg/2주'로 지속하는 것이 권장된다. 효소는 혈관-뇌 장벽(Blood-brain barrier, BBB)[16]을 투과할 수 없기 때문에 신경 증상이 있는 고셔병 환자의 신경 증상을 완화시키는 데는 도움이 되지 않는다. 급성신경병형의 효소대체요법은 권장되지 않으나 만성신경병형에서는 신경 증상을 안정화시킨다는 보고가 있으며, 신경 증상이 아직 나타나지 않은 3형 환자에게는 최소 '60단위/몸무게 kg/2주'의 용량을 유지해야 한다.

(2) 부작용

드물게 알레르기 반응을 일으킬 수 있지만 치료가 가능하다. 치료 초기에는 효소에 대한 중화항체가 생기지만, 이는 치료 효과를 감소시키지 않으며 시간이 지나면 없어진다. 2주마다 1~2시간씩 정맥주사로 맞아야 하기

---

[16] 뇌와 혈관 사이의 물질 출입을 조절하는 생물학적 장벽으로, 외부 물질이 뇌에 들어오는 것을 제한한다.

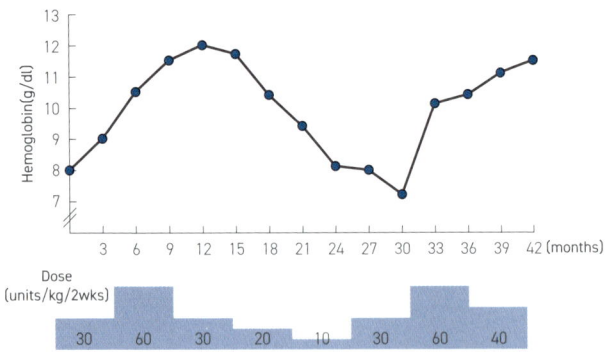

▲ 효소대체요법의 용량에 따른 말초혈액 헤모글로빈 수치의 변화

때문에 학업이나 직장생활에 영향을 주기 때문에 외국에서는 환자가 가정에서 효소를 자가 주사하고, 병원에는 진찰과 효과 판정을 위해 방문하는 제도를 운영하고 있다. 그러나 국내에서는 여러 여건상 시행되고 있지 않다. 임신 전후는 물론, 임신 기간 중에도 효소 치료를 반드시 권장한다. 실제로 효소 치료를 받으면서 임신, 출산, 수유를 성공적으로 마친 고셔병 환자의 사례도 보고된 바 있다.

(3) **치료 효과 감시**

① 혈액학적 변화: 헤모글로빈 수치는 치료 후 6개월

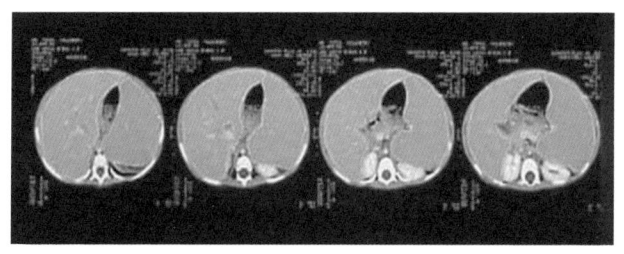

▲ 고셔병 환자의 간과 비장의 비대와 효소대체요법에 따른 용적의 변화

이내에 빠르게 상승하여 빈혈 증상이 사라지고, 모든 환자에서 1년 이내에 정상 범위에 도달한다. 혈소판 수치는 이보다 조금 더 늦게 정상화되는데, 특히 비장이 매우 크다면 혈소판 수는 증가는 하지만 정상인보다는 낮은 수치로 유지되기도 한다. 대개 3년 이내에 심하게 감소한 상태에서 경미한 감소 상태로 회복되어 일상생활에는 지장이 없을 정도가 된다.

② 간, 비장 크기의 감소: 비장은 치료 시작 후 18개월 이내에 처음 크기의 절반으로 급속히 줄어들며, 5년쯤 지나면 거의 정상 크기에 근접하게 된다. 다

만, 치료 전에 이미 비장이 과도하게 커져 있었다면 크기가 많이 줄기는 해도 완전히 정상 크기로 되지 않는 경우도 있다. 그러나 일상생활에는 전혀 문제가 되지 않는다. 간의 크기도 감소하며, 보통 3년 이내에 처음 크기의 절반 정도로 줄어든다.

③ 골격계의 변화: 고셔병 환자들은 대부분 진단 시에 뼈에 문제가 있다. 효소 치료를 시작하면 보통 1~2년 이내에 뼈 통증이 사라지고 '뼈 위기'를 경험하지 않게 된다. 성장기 소아청소년들에서는 '따라잡기 성장'이 일어나며 1~2년간 성장 속도가 빨라지기도 한다. 치료 초기에는 최소 '60단위/몸무게 kg/2주'의 용량을 사용해야 하며, 이후 유지요법 단계에서도 최소 '30~60단위/몸무게 kg/2주'의 용량을 사용해야 한다. 특히 치료 초기부터 충분한 용량으로 시작하는 것이, 이후 조금 낮은 용량으로도 유지요법을 이어가는 데 도움이 된다. 뼈에 나타나는 영상의학적 이상 소견이 호전되기까지 3~5년 이상의 장기적이고 지속적인 치료가 필요하다. 그러나

치료 전에 이미 골격계에 심한 변형이 있었던 경우에는 완전히 정상화되기는 어려울 수 있으므로, 조기에 충분한 용량으로 치료를 시작하는 것이 중요하다.

④ 비가역적인 변화: 이미 병이 진행되어 골격계에 심한 손상이 있다거나, 간경화, 간문맥고혈압, 간폐증후군(hepatomulmonary syndrome)[17], 심한 비장 종대 및 경색에 의한 괴사와 같이 이미 파괴되고 섬유화 등으로 병변이 진행된 경우는 효소대체요법이 효과가 없다. 3형 고셔병의 경우, 효소대체요법으로 신경 증상을 좋아지게 할 수는 없지만 안정화시키는 데 도움이 되기도 한다.

⑤ 실험실적 검사(laboratory tests): 효소대체요법을 시작하기 전에 다음과 같은 혈액학적 및 영상학적 검사를 시행해야 한다. 혈액 검사에는 헤모글로빈 수

---

17 간경화 따위의 간 질환이나 저산소 혈증 및 폐 속 혈관 확장이 있는 증후군.

치, 혈소판 수, 간 기능 검사, 혈액 응고 검사, 면역글로불린, 키토트리오시다제, CCL-18, Lyso-Gb1(glusosyl sphingosine), 페리틴(ferritin)[18], 타르트레이트저항성 탈인산효소, 안지오텐신 전환효소, 효소 활성도, 유전자형 분석 등이 포함된다. 또한 향후 필요할지 모르는 효소에 대한 항체 검사를 대비해 채혈 보관이 필요하다. 영상학적 검사로는 자기공명검사나 전산화단층촬영으로 간과 비장의 크기를 측정하고, 척추 및 대퇴골의 뼈 자기공명검사와 DEXA를 이용한 골밀도 검사도 필요하다. 이 외에도 심장초음파, 흉부 X-ray, 심전도 검사를 시행해야 하며, 삶의 질을 평가할 수 있는 설문 평가 검사도 함께 시행한다. 질환이 효소 치료로 안정화될 때까지, 즉 목표 수치에 도달할 때까지는 혈액의 헤모글로빈, 혈소판 수치 및 다양한 생물학적 지표들을 3~6개월마다 검사한다.

---

[18] 혈액 내 철분 저장 상태를 반영하는 단백질로, 체내 철분 결핍 또는 과잉 여부를 판단하는 데 사용된다.

이들 수치가 거의 정상의 치료 목표에 도달하면 유지요법을 하면서 1~2년마다 상황에 따라 검사를 시행한다. 세레자임에 대한 항체 검사는 알레르기 반응 등의 부작용이 있거나 치료 효과가 없으면 항체 검사를 의뢰하는데, 치료 전 시료가 필요하므로 일단 채혈하여 보관해 둔다. 간이나 비장의 크기는 치료 목표에 도달할 때까지는 매년 검사하고, 그 후에는 1~2년마다 검사한다. 뼈의 변화를 알기 위해서도 매년 X-ray, 자기공명검사, DEXA를 이용한 골밀도 검사를 시행한다. 뼈의 변화를 평가하기 위해서는 자기공명검사가 가장 정확하다. 정량적으로 뼈의 변화를 자기공명검사로 분석하는 여러 방법(semi-quantitative MRI methods)이 개발되었다. 예를 들어 Rosenthal score, 뒤셀도르프 고셔 스코어(Dusseldorf Gaucher score), Terk-classification, 척추-디스크 비율(vertebra-disc ratio , VDR), 골수부하 점수(Bone Marrow Burden, BMB score) 등이 있다. 질환이 안정화되면 검사 주기를 1~2년 간격으로 조금 늦춰 시행하기도 한다. 또한 삶의 질이 개선되었는지를 알아보는 검사도 함께 하게 된다.

2. 기질(전구물질)감량요법(SRT)

글루코실세라마이드 합성효소를 억제하는 경구용 약제가 개발되었는데, 자베스카 또는 미글루스타트라고 한다. 이 약제는 생화학적 대사 단계에서 글루코세레브로시다제보다 전 단계에서 작용하여, 글루코세레브로시다제가 분해해야 하는 전구물질의 양을 미리 줄여주는 역할을 한다. 이는 마치 댐을 더 멀리 상류에 쌓아서 하류로 내려오는 물의 양을 줄이는 원리와 같다. 이러한 치료 전략을 '기질(전구물질)감량요법'이라고 한다. 주사하지 않고 경구 복용이 가능하며, 알레르기 반응이 없다는 것이 장점이다. 초기에 개발된 이 약제는 1형 고셔병 환자 가운데 알레르기 반응 때문에 세레자임을 주사할 수 없는 경우 대체 약품으로 사용되었다. 또한 증상이 심하지 않은 성인 환자에게 유지요법으로 사용할 수 있었으나, 설사 등 소화기 증상과 체중 감소와 같은 부작용이 있었다. 현재 고셔병 치료에는 더 이상 사용되지 않고, '니만-픽 C형 질환(Niemann-Pick type C)'이라는 다른 희귀질환에서 사용된다.

엘리글루스타트는 전구물질 합성을 매우 선택적으로 억제하는 약제로, 2014년 미국 FDA에서 성인 1형 고셔

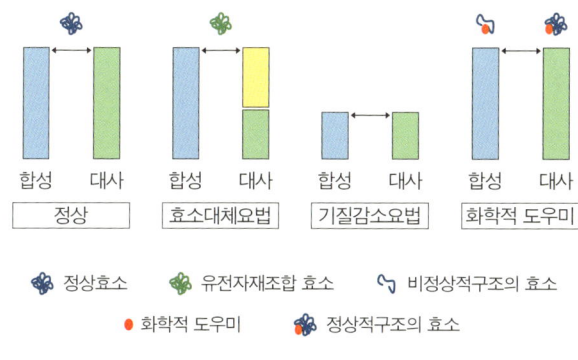

▲ 치료 전략: 효소대체요법, 기질감소요법, 화학적 도우미

병 환자의 1차 경구용 투여제로 승인받았다. 국내에서는 2017년 말부터 보험급여가 적용되었다. 이 약제는 주로 CYP2D6(cytochrome P450 2D6)에 의해 대사되어서 이 효소 유전자형에 따른 투여 용량을 조절해야 한다. CYP2D6 유전형 분석은 환자의 약물 복용 가능 여부 및 용법·용량을 결정하는 데 매우 중요하기 때문에, 엘리글루스타트를 복용하기 위해서는 CYP2D6 유전자 검사가 선행되어야 한다. 백인 인구에서는 약 90% 이상이 정상 대사자 및 중간 대사자로 알려져 있으나, 한국인의 경우 약 98%가 중간 대사자로 보고되었다.

또한 환자가 CYP2D6 또는 CYP3A 활성에 영향을 줄

수 있는 약물을 동시에 사용할 경우, 엘리글루스타트의 복용량을 조정하도록 권장된다. 이로 인해 제한해야 할 음식이나 함께 복용하면 안 되는 약물 등 고려할 점이 많은 것이 단점으로 지적된다. 이 약물은 성인에게만 사용이 가능하며, 소아와 임산부에게는 사용할 수 없다. 약물의 효과는 정맥 주사 효소제와 거의 동등하며, 뼈에 미치는 효과는 더 좋은 것으로 알려져 있다. 소화기계 부작용은 없고, 연간 치료 비용은 효소대체요법과 별 차이가 없다.

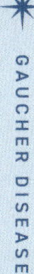

GAUCHER DISEASE

PART
3

고셔병 함께하기

환자와 가족이 흔히 하는 질문

Q 고셔병의 구체적인 원인은 무엇인가요?

고셔병은 글루코세레브로시다제 또는 산성 베타-글루코시다제라고 불리는 효소의 결핍으로 인해 발생한다. 글루코세레브로시다제는 글루코세레브로사이드(또는 글루코실세라마이드)라는 지방물질을 포도당과 세라마이드로 분해하는 기능을 담당한다. 글루코세레브로시다제가 결핍되면 이 지방물질이 대식세포에 쌓이게 되는데, 이로 인해 비대해진 대식세포를 '고셔세포'라고 부른다. 고셔세포는 파펜하이머 특수염색을 하여 현미경으로 관찰하면 커다란 세포 내에 종이를 구겨 놓은 듯한 보라색의 세포질을 나타낸다.

글루코세레브로사이드는 복잡하게 이루어진 일종의 당이 포함된 지방물질로, '고셔세포'들은 주로 망상내피계라 불리는 간, 비장, 골수, 폐 등에 침윤되어 다양한 증상을 일으킨다. 고셔세포는 몸에 축적되어 세포와 조직을 파괴할 뿐만 아니라 염증을 유발하는 물질을 분비하기도 한다. 특히 이런 물질 중에서 '인터류킨-6'[19]이라는 물질은 뼈를 더 빨리 녹게 하는 작용을 하는 것으로 알려져 있다.

Q 고셔병은 유전질환인가요?

고셔병은 상염색체 열성 유전방식으로 유전되는 질환으로, 형제자매 간에 재발할 수 있는 유전병이다. 사람의 몸은 셀 수 없을 만큼 많은 세포로 구성되어 있으며, 각 세포 안에 있는 핵 속에는 유전 정보를 담고 있는 그릇이라고 할 수 있는 염색체가 23쌍 존재한다. 고셔병은 1번 책장(염색체 1번)에 위치한 한 권의 책(글루코세레브로시다제 유

---

[19] 면역세포에서 분비되는 염증성 사이토카인으로, 염증을 유발하고 뼈 흡수를 촉진하는 물질.

전자)에 글자가 잘못 인쇄되거나 제본에 이상이 생기는 등의 문제(다양한 돌연변이)로 인해 발생하는데, 이 유전자는 부모로부터 한 개씩 물려받는다.

엄마와 아빠는 보인자로서 아무런 증상이 없지만 자녀들의 경우에는 여러 가지 유전자 조합이 발생한다. 엄마, 아빠의 정상 유전자를 물려받는 경우는 25%의 비율로, 부모 둘 중 한 사람의 돌연변이 유전자와 한 사람의 정상 유전자를 물려받는 경우는 50%의 비율로 모두 보인자가 된다. 이들 모두 아무런 증상이 없는 정상인이다. 그러나 엄마와 아빠의 돌연변이 유전자를 동시에 물려받는 경우에는 25% 비율로 고셔병 환자가 된다.

❓ 고셔병은 얼마나 흔한 병인가요?

고셔병의 발생 빈도는 인종에 따라 차이가 있으며, 전 세계적으로는 인구 40,000~60,000명당 1명꼴로 발생하는 매우 희귀한 질환이다. 그러나 아쉬케나지 유대인(특히 흑해연안에 거주했던 유대인 계통)에서는 850명당 1명꼴로 발생하는 매우 흔한 질환이다. 이들 대부분에서는 1형 고셔병이 가장 흔하다. 한국인에서의 발생 빈도에 관한 정확한 통계 수치는 없지만 2025년 현재까지 약 70가구, 100여 명이 진단된 것으로 보아 매우 드문 질환임은 분명하다. 이들 중 상당수는 급성신경형병이어서 어린 나이에 사망한 경우도 많다. 현재는 50여 명의 환자가 효소대체요법을 받고 있다.

❓ 고셔병 환자의 처음 증상은 어떻게 나타나나요?

고셔병 환자에게서 가장 흔히 나타나는 초기 증상은 몇 가지로 요약해 볼 수 있다. 첫째, 조금만 부딪쳐도 쉽게 멍이 들고, 코피가 잘 나며, 월경을 하는 여성의 경우에는 생리량이 많고 오랫동안 지속되기도 한다. 둘째, 뼈가 여기저기 쑤시고 관절통이 심하거나 뼈가 자주 부러지기도 한다. 셋째, 성장기 소아·청소년의 경우 키가 잘 자라지 않으며 성인의 경우에는 근육량이 줄어든다. 넷째, 배가 유난히 튀어나와 진찰 중 간이나 비장이 크게 만져지기도 한다. 다섯째, 항경련제로 잘 조절되지 않는 근간대경련 뇌전증[20]이 발생한다. 여섯째, 쉽게 피곤함을 느끼고

---

[20] 팔, 다리 등 근육이 갑작스럽게 튀는 듯한 경련(근간대경련)을 동반하는 뇌전증의 일종.

지치며 낮잠을 길게 자는 등 막연한 피로감을 호소하기도 한다.

❓ 우리 몸에서 비장이 커지면 어떤 증상이 나타나나요?

고셔세포(리소좀의 글루코세레브로시다제 효소가 부족해 글루코세레브로사이드가 대사되지 못하고 과도하게 저장되어 비대하진 대식세포를 말함)는 여러 장기의 비대를 초래한다. 특히 비장은 배의 왼쪽 갈비뼈 아래에 숨겨져 있는데, 일반적으로 자기 체중의 0.2% 이상으로 커지면 비대해졌다고 판단한다. 비장에 고셔세포가 축적되면 정상 크기의 몇 배에서 심지어는 15배까지도 커져서 배가 튀어나오게 된다.

비장이 커지면 기능이 필요 이상으로 활성화되어, 적혈구를 파괴하는 속도가 생성 속도보다 빨라져 빈혈을 초래한다. 적혈구는 폐에서 산소를 공급받아 인체 내 모든 세포로 운반하는 역할을 하는데, 빈혈이 생기면 안색이 창백해지고 숨이 차며 쉽게 피로해진다. 과활성화된 비장은 혈소판이라는 혈액이 응고되는 데 중요한 세포를 쉽게 소모시켜서 혈소판감소증을 초래한다. 혈소판 수가 혈액 1ml당 50,000개 미만이면, 쉽게 멍이 들거나 출혈이 발생할 수 있다. 따라서 고셔병 환자들은 일반인보다 코피나 잇몸 출혈이 잦고, 여성의 경우 월경 기간이 길어지고 생리량이 많아질 수 있다.

또한 백혈구도 파괴되어 백혈구감소증이 동반되기도 한다. 백혈구는 외부의 세균이나 바이러스로 인한 감염을 제거하고 예방하는 데 매우 중요한 면역세포를 포함하고 있어, 백혈구 수가 너무 적으면 면역체계가 약해져 자주 아프게 된다. 드물게는 면역체계의 약화로 인해 혈액암이나 림프종 등의 발생 위험도 증가할 수 있다는 보고가 있다.

Q 비장이 커지면 몸에서 제거하면 안 되나요?

효소대체요법이 도입되기 전에는 고셔 환자가 비대해진 비장을 제거(비장절제술)하는 경우가 종종 있었다. 그러나 비장을 절제한 환자의 간이나 뼈에 고셔세포가 더 많이 축적되어, 오히려 해가 될 수 있다는 사실이 밝혀졌다. 이로 인해 더 이상 고셔병의 치료에서 비장절제술을 권장하지 않으며, 금기사항으로 간주된다.

❓ 간과 비장이 얼마나 커져 있는지는 어떻게 알 수 있나요?

복부초음파 검사를 통해 간단히 확인할 수 있지만, 정확히 부피를 측정하는 데는 한계가 있다. 보다 정확한 용적 측정을 위해 복부 전산화단층촬영을 시행할 수 있지만, 방사선 조사량이 많아 자주 시행하기는 어렵다. 또는 경제적 부담은 크지만, 자기공명영상을 통해서도 간과 비장의 크기를 측정할 수 있다.

❓ 고셔병 환자는 왜 뼈가 여기저기 쑤시고 관절통이 심하거나 뼈가 자주 부러지기도 하나요?

고셔세포의 축적은 뼈로 가는 혈류를 방해하여 뼈 조직을 파괴한다. 특히 고관절 말단에 무균성 괴사가 발생하여 심한 고관절 통증과 보행 장애가 동반된다. 또한 골질량이 감소하면서 뼈의 강도가 약해지고, 뼈가 가늘고 약해져 쉽게 골절되기도 한다. 이러한 현상은 고셔세포가 골수에 축적되면서 발생하기도 하지만, 활성화된 고셔세포가 여러 염증 반응물질을 방출함으로써 유발되기도 한다.

❓ 고셔병 환자 중에는 뼈 통증이 너무 심해 꼼짝할 수 없을 정도가 되는 경우도 있다던데요?

뼈 안쪽과 뼈 주위에 부종이 생기고 고셔세포가 정상적인 혈액의 흐름을 방해하면 산소 부족이 발생해 마치 '뼈의 심장마비'라고 표현할 만큼 강렬한 통증이 수 시간 내지 수일 동안 지속되기도 한다. 이러한 현상을 '뼈 위기(bone cirsis)'라고 한다. 어른보다 아이들에게 더 흔하게 발생하며, 열이나 오한이 동반되기도 한다. 이런 경우는 통증이 매우 심해 강력한 진통제를 사용해야 한다.

❓ 고셔병 때문에 뼈가 얼마나 손상되었는지 알아보려면 무슨 검사를 해야 하나요?

심한 경우에는 간단한 X-ray 검사로도 뼈의 이상을 발견할 수 있다. 상지, 하지, 고관절 부위의 X-ray 검사를 통해 '에렌메이어 플라스크 변화'[21] 등의 골변형, 골연화 등을 발견할 수 있고 고관절 무혈성 괴사도 발견할 수 있다. 척

---

[21] 긴 뼈의 양끝이 플라스크(화학실험병)처럼 넓어지는 특징적인 골변형 소견으로, 고셔병에서 관찰됨.

추 X-ray 검사로도 척추의 압박 골절이나 변형 등을 발견할 수 있다. 뼈의 자기공명검사가 가장 정확하고 예민한 검사로, 특히 고셔세포의 골수 침윤 정도를 자세히 알 수 있다. 또한 이중에너지 방사선 흡수 검사(dual energy X-ray absorptiometry, DEXA)는 골밀도를 정확하게 측정할 수 있는 방법이다. 동위원소를 이용하는 뼈 주사(bone scan) 검사는 뼈 위기와 뼈의 괴사(osteonecrosis)를 감별하는 데 활용된다.

Q 아주 어린 나이에 고셔병이 발생한 소아청소년들은 성인에 비해 어떤 문제가 있나요?

성장과 발달이 한창 진행 중인 소아청소년에게 고셔병은 키를 잘 자라지 않게 하여 연간 신장이 4cm 이내로 자라기도 하고, 활동량이 많은 시기이기 때문에 골절도 흔하게 발생한다.

Q 고셔병에도 여러 종류가 있다고 들었는데, 고셔병은 한 가지 병이 아닌가요?

고셔병은 한 가지 원인에 의해 발생하지만 증상의 진행 정도와 신경 증상의 유무에 따라 제1형(비신경병형), 제2형

(급성신경병형), 제3형(만성신경병형)으로 구분한다. 1형은 신경 증상이 없고, 2형과 3형은 신경 증상이 동반된다. 2형은 급격하게 진행되어 결국 2~3세 이전에 폐렴 등으로 사망하게 된다.

1형은 발병 연령이 매우 다양하다. 생후 1년 이전에 비장이 커지고 빈혈이나 혈소판 감소로 출혈경향이 심해져서 아주 어린 나이에 진단되는 경우부터, 청소년기 이후 성인이 되어 경미한 빈혈이나 혈소판 감소 때문에 우연히 진단되거나 뼈가 약해져 골절된 후 진단되는 경우까지 매우 다양하다. 하지만 1형에서는 지능 저하, 학업 능력 감소, 경련, 손 떨림, 눈의 움직임 이상 등은 나타나지 않는다.

2형은 어린 나이에 발병한다. 대개 2세 이전에 진단되며, 간과 비장이 커지고 빈혈이나 혈소판 감소도 보인다. 또한 발달이 매우 지연되어 걷거나 앉지 못하고, 몸의 잦은 경직으로 허리와 머리를 자꾸 뒤로 젖히는 후반궁 자세를 취한다. 사시가 자주 동반되어 시선의 초점이 잘 맞지 않으며, 결국에는 음식물을 삼키는 것조차 어려워져 폐렴 등으로 3세 이전에 사망하게 되는 가장 비극적인 경우다.

3형의 경우 초기에는 1형과 매우 유사하지만 나이가 들면서 신경 증상이 나타나는데, 급격히 진행하는 경우와 서서히 진행하다가 안정화되는 경우 등 다양한 형태를 보인다. 신경 증상으로는 안구의 운동이 원활하지 않아서 눈을 위로 치켜뜨거나 좌우로 움직이기가 매우 어렵고, 자꾸 흘겨보는 듯한 모습을 보인다. 병이 진행되면 몸을 급격히 떠는 경련 발작, 보행 장애, 사지 떨림과 경직이 생기고, 점차 인지 기능도 저하되어 치매와 비슷한 증상을 보인다.

고셔병에 대해 표로 정리하면 다음과 같다.

	1형	2형	3형
발생 빈도	1/40,000~60,000 (1/850 아쉬케나지 유대인)	< 1/100,000	1/50,000~100,000
신경 증상 유무	없음	있음	있음
증상 시작 연령	어느 연령에서나 발생	출생후 1년 이내	아동기
증상 진행 속도	신경 증상 없이 진행	매우 빠르게 진행 3세 이전에 사망	신경 증상 2형에 비해 서서히 진행

그러나 이처럼 임상 증상이 항상 칼로 무 자르듯 명확하게 구분되는 것은 아니다. 고셔병은 하나의 질환이지만, 임상 증상의 심한 정도에는 차이가 있다. 이러한 이유로 최근에는 고셔병을 1형, 2형, 3형으로 구분하지 않고, '신경증상이 없는 1형', '급성신경형', '만성신경형'으로 구분하고 있다.

Q 왜 같은 병인데도 사람마다 증상이 다른 건가요?

이는 몸속에 남아 있는 효소의 양과 관련이 있으며, 사람마다 혈액형이 다른 것처럼 글루코세레브로시다제 유전자형이 환자마다 다르기 때문이다. 한국인을 비롯한 아시아계에서는 신경 증상이 동반되는 2형과 3형의 비율이 약 50%에 차지하여 예후가 별로 좋지 않다. 그러나 서양인의 경우 90% 이상이 1형이어서 신경 증상이 없고 치료가 가능하여 예후가 좋은 편이다.

Q 고셔병이 의심되면 어떤 검사를 받아 봐야 하나요?

일반적인 혈액 검사에서 빈혈이나 혈소판 수가 감소해 있으면 골수 검사를 하게 된다. 골수 검사는 피부와 뼈의 겉

부분을 부분마취한 후, 바늘을 뼈에 삽입해 골수를 흡입하여 골수세포를 채취하는 시술이다. 채취한 골수세포를 슬라이드에 도말하여 여러 가지 염색법으로 염색한 후 현미경으로 관찰한다. 고셔세포가 관찰되면 고셔병을 의심할 수는 있지만, 이것만으로 확진할 수는 없다. 확진을 위해서는 효소 측정이 반드시 필요하다. 이를 위해 말초혈액의 림프구나 피부조직을 떼어 내어 배양한 후, 피부아세포에서 글루코세레브로시다제(산성 베타-글루코시다제)라는 효소의 활성도를 측정한다. 고셔병 환자에서는 활성도가 정상인의 30% 미만으로 현저히 감소해 있다. 다만 보인자의 경우, 효소 측정만으로는 진단이 어렵다.

❓ 유전자 검사는 어떤 경우에 도움을 주나요?

유전자 검사는 진단을 위한 필수 검사는 아니지만 여러 면에서 도움이 된다. 특히 효소 활성도 수치가 애매하여 정확한 진단이 어려운 경우, 보인자 여부를 확인하고자 하는 경우, 아기가 태어나기 전에 진단하는 산전 진단의 경우에 도움이 된다. 아주 드물게는 글루코세레브로시다제 결핍이 아닌, 이 효소와 결합하여 효소를 활성화시키고 가수분해 기능을 돕는 사포신-C(Sapocin C)의 결핍으로 인해 고셔병이 발생하는데, 이러한 경우에도 정확한 진단을 위해 유전자 검사가 도움이 된다.

❓ 유전자형에 따라 나타나는 증상에 대해서도 알 수 있나요?

유전자형을 알게 되면, 때로는 고셔병의 예후를 예측할 수 있다. 예를 들어 유대인이나 백인의 경우 p.N370S 유전자형(370번째 아미노산 아스파라긴이 세린으로 치환됨)은 고셔병 1형에서만 관찰되며, 이 유전자형이 확인되면 신경 증상이 발생할 가능성을 걱정할 필요가 없다. 이 유전자형은 아시아계 인종에서는 거의 발견되지 않는다. 흥미롭게도 한국인에서는 p.G46E 유전자형(46번째 글리신이 글루타민산으로 치환됨)이 신경 증상이 없는 1형 고셔병 환자에서 흔히 발견된다. 반면, p.L444P 유전자형(444번째 아미노산 로이신이 프로린으로 치환됨)은 신경 증상이 동반되는 고셔병과 관련이 있다. 다만, 유전자형과 임상형이 반드시 일치하는 것은 아니다.

Q 고셔병의 효소대체요법의 적응증은 무엇인가요?

효소는 뇌 안으로 잘 들어가지 못하기 때문에 신경 증상이 있는 고셔병 환자에게는 효과가 없다. 따라서 효소대체요법은 신경 증상이 없는 1형 고셔병 환자에게만 사용된다. 다만, 신경 증상이 서서히 진행하는 3형 고셔병 환자에게는 일부 제품(예: 세레자임)이 적응증으로 인정되었다. 3형 환자에게는 최소 '60단위/몸무게 kg/2주'의 용량을 유지할 것이 권고된다.

Q 고셔병의 효소대체요법의 효과와 부작용은 무엇인가요?

효소대체요법의 치료 효과는 비교적 빠르게 나타난다. 헤모글로빈 수치는 6개월 이내에 빠르게 증가하여 빈혈이 사라지고, 1년 이내에 모든 환자에서 정상 수치를 보인다. 혈소판 수는 정상화되기까지 조금 더 시간이 걸리는데, 만약 비장이 매우 크다면 혈소판 수가 증가는 하지만 정상인보다 낮은 수치로 유지되기도 한다. 대개 3년 이내에는 심하게 감소한 상태에서 경미하게 감소한 상태로 호전되어, 일상생활에 큰 문제가 없게 된다.

비장이 크기도 18개월 이내에 처음 크기의 절반으로 급격히 줄어들며, 5년 정도 지나면 거의 정상 크기에 근접하게 된다. 다만, 치료 전에 이미 비장이 너무 커져 있었다면 크기가 많이 줄더라도 완전히 정상으로 되지 않는 경우도 있다.

고셔병 환자의 대부분은 진단 시 뼈에 문제가 있다. 효소 치료를 시작하면 1~2년 이내에 뼈 통증이 사라지고, '뼈 위기'를 경험하지 않게 된다. 성장기인 소아청소년들에서는 '따라잡기 성장'이 일어나 1~2년간 성장 속도가 빨라지기도 한다. 뼈의 여러 영상의학적 이상 소견이 좋아지려면 3~5년 이상의 장기적이고 지속적인 치료가 필요하다. 다만 치료 전에 골격계에 심한 변형이 있었던 경우에는 완전히 정상화되기는 어렵다.

효소대체요법은 30여 년간 사용되어 왔으며, 특별한 부작용은 없다. 드물게 알레르기 반응을 일으킬 수 있지만 매우 드문 현상이며 치료가 가능하다. 또한 치료 초기에는 효소에 대한 중화항체가 생기지만, 치료 효과를 저해하지 않으며 시간이 지나면 사라진다.

Q 임신한 산모나 수유 중인 여성 환자도 효소대체요법을 지속해야 하나요?

많은 고셔병 환자가 임신 중이거나 모유 수유 중에도 효소대체요법을 시행해 왔으며, 현재까지 특별한 부작용 없이 안전한 것으로 알려져 있다. 따라서 임신 또는 수유 중인 경우에도 효소대체요법을 지속하는 것을 권고한다.

Q 효소대체요법을 해도 좋아지지 않는 것은 무엇인가요?

효소대체요법은 이미 병이 진행된 경우에는 효과를 기대하기 어렵다. 예를 들어 골격계에 심한 손상이 있거나, 간경화, 간문맥고혈압, 간폐증후군, 심한 비장 종대 및 경색에 의한 괴사 등과 같이 이미 조직이 파괴되고 섬유화 등으로 병변이 진행된 경우에는 효과가 없다. 또한 신경 증상을 좋아지게 할 수도 없다.

Q 효소대체요법 이외에 다른 치료법은 없나요?

글루코실세라마이드 합성효소를 억제하는 경구용 약제가 개발되어 효소대체요법의 대안으로 사용되고 있다. 처음 개발된 약제는 자베스카 또는 미글루스타트로, 생화학적 대사 경로에서 글루코세레브로시다제보다 앞 단계에서 작용하여, 글루코세레브로시다제가 분해해야 할 전구물질의 양을 미리 줄여주는 역할을 한다. 이는 마치 댐을 더 멀리 상류에 쌓아 하류에 내려오는 물의 양을 줄여주는 것과 같은 원리와 같다. 이러한 치료 전략을 '전구물질감량요법'이라고 부른다. 하지만 설사 등 소화기계 부작용이 너무 심해 현재는 고셔병 치료에는 사용되지 않고 니만-픽 C형 질환에서 사용된다.

현재는 부작용이 적고 새로운 선택적 글루코실세라마이드 합성효소 억제제인 '엘리글루스타트'가 사용되고 있다. 이 약제를 사용하기 전에 약물이 얼마나 잘 분해되는지를 확인하는 약물유전학 검사를 먼저 받아야 하며, 함께 복용하면 안 되는 음식이나 약품에 대한 교육이 필요해서 다소 번거로울 수 있다. 엘리글루스타트의 치료 효과는 효소대체요법에 뒤지지 않는 것으로 알려져 있다.

❓ 현재 연구되고 있는 고셔병의 다른 치료법은 무엇인가요?

유전자 치료요법, 줄기세포 치료 등이 전임상 또는 임상시험 초기 단계에 있다. 벤글루스타트와 같이 뇌를 투과할 수 있는 경구용 기질(전구물질)감량요법과 효소대체요법을 병행하는 혼합 치료도 임상시험 중에 있다. 이 외에도 신경 증상이 있는 환자들에게 도움이 될 수 있도록, 뇌로 투과해 들어가 작용할 수 있는 약제 개발도 연구 중이다.

기억에 남는 환자

이번에는 성인 고셔병 환자를 소개하려고 한다. 56세 남성으로, 여동생이 어린 시절 고셔병으로 진단받았으나 당시에는 특별한 치료법이 없어 30대 초반에 사망한 가족력이 있었다. 이 환자는 수년 전부터 시작된 우측 고관절 통증으로 인해 보행이 불편했고, 전신 쇠약감과 지속적인 피로감을 호소하고 있었다. 한 정형외과 병원에서 우측 고관절 괴사 소견이 있어 인공고관절 치환술이 필요하다는 설명을 들었다고 한다.

진료실에서 처음 만났을 때 환자는 키가 매우 작고 얼굴빛이 창백했으며, 진찰 소견상 간과 비장이 비대해져 쉽게 만져졌다. 혈액 검사상에서는 빈혈과 혈소판 수가 감소한 소견을 보였다. 인지 기능은 정상이었고, 다행히 다른 신경 증상은 전혀 없어 1형, 즉 비신경병형 고셔병에 속했다. 척추를 포함한 골격계 MRI를 시행한 결과, 전신 골격계에 음영이 변화되어 있어, 골 손상이 진행 중임이 확인되었다. 골밀도 검사에서는 골다공증이 의심되었고, 특히 우측 고관절은 괴사되어 납작해진 상태였다.

정확한 진단을 위해 글루코세레브로시다제 효소 농도 측정과 유전자 검사를 시행하였다. 복부 MRI에서는 간과 비장이 매우 커져 있었고 직경 5~10cm 크기의 음영이 감소한, 종양으로 보이는 것들이 3개가량 관찰되었다. 임상 증상과 유전자형으로 판단할 때 환자는 비신경병형인 1형이었다. 그러나 고셔병에서는 간암 위험도가 증가하기 때문에, 간과 비장에서 관찰된 병변이 종양일 가능성을 배제할 수 없어 조직 검사를 시행하였다. 검사 결과 종양이 아니라 고셔세포 덩어리, 이른바 '고셔로마(Gaucheroma)'로 확인되었다.

당시 혈액 검사 수치가 좋지 않아 전신마취가 필요한 수술은 출혈 위험 때문에 미루기로 하였다. 우선 효소대체요법을 시행하기로 결정하였다. 환자의 집은 병원에서 자동차로 2~3시간 이상 걸리는 거리였기 때문에, 2주마다 병원에 방문하는 것을 힘들어했다. 사실 여러 가지 사정으로 거동이 불편한 환자의 경우, 가정간호사 제도를 활용해 간호사 선생님이 직접 방문해 투약과 검사를 위한 채혈 등을 할 수 있다. 그러나 이 환자는 스스로 보행이 가능했으며, 경제적인 이유로 본인이 직접 내원하기로 했다.

효소대체요법을 약 6개월간 시행한 결과, 빈혈과 혈소판 수치가 어느 정도 호전되었다. 이후 정형외과에 의뢰하여 인공고관절 치환술을 성공적으로 받았다. 1년간 효소대체요법을 지속한 결과, 환자는 이전보다 활력이 넘쳐 보였고 비장은 이전에 비해 1/3정도 줄어들었다. 빈혈은 완전히 좋아졌으나, 혈소판 수치는 완전한 정상 범위에 도달하지 못했다. 그러나 지혈에는 문제가 없었다. 환자는 2주마다 효소대체요법을 하면서, 매년 골밀도 검사와 복부초음파를 시행하였다. 효소대체요법을 시작한 지 4~5년이 지나서야 골밀도가 개선되었지만, 완전히 정상 범위로 회복되지는 못했다. 그러나 과거에 그를 괴롭히던 만성 피로감과 뼈 통증은 사라져 행복해했다.

    간과 비장에서 관찰된 'Gaucheroma'의 크기는 변화가 없었다. 2014년에 미국 FDA 승인을 받고, 국내에서는 2017년부터 보험급여가 가능해진 기질감소 치료제 '엘리글루스타트'의 사용을 고려하였다. 하지만 이 약은 약물대사 관련 유전자 검사를 통해 용량을 결정해야 하고, 이틀에 한 번씩 복용해야 하며, 복용 중 피해야 할 음식 등에 대한 사전 교육이 필요해 복용 방식이 다소 복잡하다는 이유로 환자가 원하지 않았다. 우리나라에서는 '먹는약'보다 주사제가 더 강력하고 효과적이라는 인식이 있는 것 같다.

현재 연구 중인
새로운 치료법

1. 만성신경병형 고셔병 3형 환자에서의 혼합 치료
: 효소대체요법 + 전구물질 감량요법

벤글루스타트(Venglustat)는 뇌를 투과할 수 있는 선택적 글루코실세라마이드 합성효소 억제제로, 기존의 효소대체요법만으로는 치료가 어려운 신경병성 고셔병 환자에게 새로운 치료 대안으로 주목받고 있다. 앞서 언급한 바와 같이 서양인의 약 10%, 아시아인의 약 50%는 신경 증상이 동반되는 신경병형 고셔병이다. 이 경우 효소대체요법만으로는 신경 증상을 개선시키기 어렵다.

이에 따라 성인 고셔병 3형(chronic neuronopathic GD) 환

자 11명을 대상으로 진행된 2상 임상시험[22]에서 안전성 및 일부 효과가 인정되었다. 효소대체요법과 함께 벤글루스타트를 매일 복용하면서 1년간 치료하였다. 연구에서는 신경 증상의 호전 여부(특히 운동실조), 뇌 MRI 및 뇌 기능 변화, 혈액과 뇌척수액 내 여러 생물학적 지표의 변화 등을 관찰하였다. 뇌척수액에서의 벤글루스타트 농도가 안정적으로 유지되었고, 전구물질인 글루코실세라마이드와 뇌신경에 해를 끼친다고 알려진 글루코실스핑고신의 농도도 감소하였다. 또한 뇌 기능과 영상 소견도 호전된 것으로 보고되었다. 다만 한 명의 환자에서는 신경 증상의 호전 없이 진행되는 양상을 보였다.

현재는 12세 이상의 1형 및 3형 고셔병 환자를 대상으로 3상 임상시험이 진행 중이다.

---

[22] 소수의 환자를 대상으로 약물의 안전성, 부작용 및 효과를 알아보는 시험 단계.

2. 급성신경병형 고셔병 2형 태아 대상 자궁 내 효소대체요법

태아는 '혈관-뇌 장벽'이 아직 미성숙한 상태이기 때문에, 태아기부터 효소대체요법을 시작하면 분자량이 큰 효소도 뇌를 잘 통과할 수 있을 것이라는 가설에서 연구가 시작되었다. 동물 실험에서는 효소가 실제로 뇌를 통과하는 것으로 알려졌다. 현재는 급성신경병형인 2형 고셔병 태아를 대상으로 1상 임상시험이 준비 중인 것으로 알려져 있다. 이를 위해서는 산전 진단이 선행되어야 한다.

3. 화학적 도우미(chemical chaperone) 치료법

'화학적 도우미'란 작은 분자의 화학물질이 구조가 일그러진 비정상 효소에 결합하여 모양을 정상으로 만들어서 효소의 기능을 정상화하도록 돕는 물질이다. 가장 중요한 것은, 적절한 시기에 화학적 도우미는 분리되어야 한다는 점이다. 오래전부터 베타-글루코시다제의 기능을 향상시킬 수 있는 다양한 화학적 도우미들이 연구되어 왔다. 이 중 실제 임상시험이 진행 중인 약물은 '앰브록솔'이며, 그 외 제제들은 전임상 단계에 있다.

(1) 앰브록솔(Ambroxol)

앰브록솔은 원래 진해·거담제로 오래전부터 사용되어 온 비교적 저렴한 약물이다. 이 약물은 베타-글루코시다제의 효소 기능을 향상시키는 약물을 스크리닝하던 과정에서 발견되었다. 현재는 고셔병 1형 환자와 고셔병 보인자이면서 파킨슨병이 발병한 환자를 대상으로 임상시험이 진행 중이다. 대단위 임상시험은 아니지만, 만성신경병형 고셔병 3형 환자에서의 임상적 효과도 보고되고 있다. 앰브록솔은 유전자형에 따라 반응이 다르고 실제 임상에서 사용되는 약제는 없으나 고용량의 투약이 필요하다. 일반적으로 경련의 빈도가 감소하고 신경 증상이 안정화되는 것으로 보고된다.

(2) 이소파고민(Isofagomine)

이소파고민은 "아미쿠스"라는 회사에서 개발되었으며, 특정한 유전자형인 p.Asn409Ser 단백을 안정화시키는 것으로 알려져 있다. 시험관 내에서는 베타-글루코시다제의 활성도를 증가시키지만, 세포 내 투과성이 낮고 임상적 효과가 없어 임상시험이 중단되었다.

(3) 히스톤 디아세틸라제 억제제(Histone deacetylase inhibitor, HDACi)

히스톤 디아세틸라제 억제제는 여러 효소의 변이 단백질 구조를 정상화하고 안정화시키는 것으로 알려져 있다. 고셔병 환자의 섬유 세포주에서는 효소 활성도를 증가시키는 것으로 알려져 있다.

(4) 비억제 화학적 도우미(Non-inhibitory chaperone)

고셔병 유전자 돌연변이를 지닌 '역분화 줄기세포'[23]를 이용한 약물 스크리닝에서 몇 가지 비억제 화학적 도우미가 발견되었다. 예를 들어 NCGC758, NCGC607, S-181 등은 역분화 줄기세포에서 도파민 분비 신경으로 분화시킨 신경세포에서 베타-글루코시다제의 활성도를 증가시킨다고 한다. 또한 아리모클로몰(Arimoclomol)이라는 물질은 혈관-뇌 장벽을 통과하는 물질로, 신경병형 고셔병 환자에게서 채취한 세포에서 효소 활성도를 증가시키는 것

---

[23] 피부나 혈액 같은 성숙한 세포를 다시 초기 상태로 되돌린 줄기세포로, 다양한 세포로 분화할 수 있어 질병 연구에 사용된다.

으로 확인되었다.

4. 조혈모세포 이식

효소대체요법이 개발되기 전에는 많이 시행되어 온 방법이나, 조혈모세포 이식에 동반되는 여러 위험성 때문에 과거보다는 적게 시행되고 있다. 그러나 최근 면역억제 방법의 개발 등으로 개선된 성적을 보이고 있다. 특히 신경병형에서 증상 발현 전 조기에 시행할 경우, 신경병형이라도 완치시킬 수 있다는 장점이 있다. 최근에는 환자 자신의 조혈모세포에 정상적인 고셔병 유전자를 삽입한 뒤 체내에 다시 주입하는 'ex vivo' 유전자 치료법이 임상시험 중에 있다.

5. 유전자 치료

현재 세 개의 회사에서 유전자 치료에 대한 임상시험이 진행 중이다. "Prevail Therapeutics(현재는 Eli Lilly에 합병됨)"에서는 24개월 미만 급성신경병형인 2형 고셔병 환자의 뇌에 정상 고셔병 유전자(GBA)를 주입하는 치료법에 대한 1/2상 임상시험이 진행 중이다. 이때 사용하는 벡터는 신경에 잘 전달하기 있도록 고안된 아데노연관바이러스9형(adenoassociated virus, AAV9)이다. 동시에 파킨슨병 증상이 있는 고셔병 환자를 대상으로 하는 유전자 치료 임상시험도 병행 중이다. 캐나다 회사인 "Avrobio"는 16세 이상의 1형 고셔병 환자를 대상으로 환자에서 추출한 조혈모세포에 정상 GBA 유전자를 포함한 렌티바이러스(Lenti virus)를 주입시켜, 이 조혈모세포를 다시 투여하는 생체 외 유전자 치료법(ex vivo gene therapy)의 1/2상 임상시험을 수행 중이다. 또한 "Freeline Therapeutics"는 간에 잘 전달되는 AAV 벡터에 정상 GBA 유전자를 삽입해 간에 직접 주입하는 생체 내 유전자 치료법(in vivo gene therapy)의 전임상시험을 마쳤으며, 우수한 성과를 보고하였다.

이러한 유전자 치료법들은 변이가 있는 유전자를 그대로 둔 채 정상 유전자를 주입하는 방법이나 향후에는 '유전체 편집 기술(genome editing technology)'을 이용하여 돌연변이가 있는 부분을 정상 염기서열로 교정하는 진정한 의미의 유전자 치료도 가능해질 전망이다.

6. 나노베지클을 이용한 혈관-뇌 장벽 투과 효소 치료제 개발

'Nanovesicle'이라는 작은 입자를 부착하여 만든 'SapC-DOPS-GCase'라는 효소는 동물 실험에서 혈관-뇌 장벽을 투과하여 여러 뇌세포에 효소를 성공적으로 공급하고, 뇌의 변성 및 염증 반응을 개선하는 효과를 보였다.

에필로그

고셔병 환자와 가족에게 전하는
희망의 메시지

고셔병 가족들에게는 '고셔병'이라는 이름이 고통스러운 단어일 수도 있습니다. 그러나 역설적으로 고셔병은 희귀질환이란 무엇인지, 그리고 환자와 가족들이 겪는 심리적, 사회경제적 부담이 얼마나 큰지를 일반인들에게 알리고 각인시키는 희귀질환의 원형이 되었습니다. 그로 인해 다른 질환으로 고통받는 많은 가족들에게도 희망의 빛이 되어 주었습니다. 희귀질환의 진단과 치료의 지원에 관한 제도 및 법령이 선진국 기준에 맞추어서 마련될 수 있었음을 다행스럽게 생각합니다.

효소대체요법이 국내에서 시행된 지도 거의 30년이

넘었습니다. 이 치료는 한 번으로 끝나는 것이 아니라 2주마다 병원을 방문해 주사 치료를 받아야 하는 부담이 따릅니다. 마치 병원이 학교나 직장보다 더 자주 가는 곳이 되었을지도 모릅니다. 다행히 경구용 제제가 개발되어 병원 방문 횟수를 줄일 수 있게 된 것이 다행이기는 합니다. 여러 제도 덕분에 약가의 부담이 줄었다고는 하지만, 의료비 지원 혜택을 받을 자격이 되지 않는 분들에게는 여전히 큰 경제적 부담이 따를 수밖에 없습니다. 더욱 편리하게 치료받을 수 있고, 약효가 입증된 국내 의약품 개발이 시급한 이유이기도 합니다.

과거에는 진단을 받기까지 오랜 시간이 걸리거나, 원인 불명의 질환으로 진단조차 받지 못하는 경우도 많았습니다. 그러나 이제는 신생아시기에 스크리닝 검사를 하여 조기에 진단할 수 있는 발판이 마련되었습니다. 특히 한국인의 경우, 신경병형 고셔병의 비율이 높아 기존의 효소대체요법이나 기질감소요법의 효과가 제한적이었습니다. 그러나 현재 많은 연구자들이 신경병형 고셔병을 대상으로 여러 임상시험을 진행하고 있습니다. 그중에서도 유전자 치료 전략은 관심을 가지고 지켜볼 일입니다.

머지않은 미래에는 신경병형 고셔병 환자도 조기에 효과적인 치료가 가능하여 정상적인 삶을 영위할 수 있는 날이 올 것이라는 희망을 가져봅니다.

GAUCHER DISEASE

고셔병

지은이 | 유한욱

펴낸날 | 1판 1쇄 2025년 8월 25일

대표이사 | 양경철
편집주간 | 박재영
편집 | 지은정
디자인 | 박찬희
발행처 | ㈜청년의사

발행인 | 양경철
출판신고 | 제313-2003-305(1999년 9월 13일)
주소 | (04074) 서울시 마포구 독막로 76-1(상수동, 한주빌딩 4층)
전화 | 02-3141-9326
팩스 | 02-703-3916
전자우편 | books@docdocdoc.co.kr
홈페이지 | www.docbooks.co.kr

ⓒ 유한욱, 2025

이 책은 ㈜청년의사가 저작권자와의 계약을 통해 대한민국 서울에서 출판했습니다.
저작권법에 의해 보호를 받는 저작물이므로 무단전재와 복제를 금합니다.

ISBN 979-11-93135-33-4 (93510)

- 책값은 뒤표지에 있습니다.
- 잘못 만들어진 책은 서점에서 바꿔드립니다.

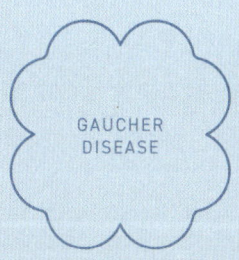

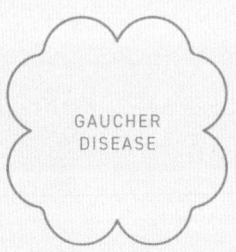

GAUCHER DISEASE